上海市老年教育推荐用书

上海市老年教育教材研发中心

中老年妇女保健

傅 华 主审

丁永明 编著

U0388897

复旦大学出版社

总　序

　　上海市老年教育推荐用书是在上海市学习型社会建设与终身教育促进委员会办公室、上海市老年教育工作小组办公室和上海市教委终身教育处的指导下，由上海市老年教育教材研发中心牵头，联合有关单位和专家共同研发的系列推荐用书。本系列用书秉承传承、规范、创新的原则，以国家意志为引领、以地域特色为抓手、以市民需求为出发点，研发具有新时代中国特色、上海特点的老年教育推荐用书，丰富老年人的教育学习资源，满足老年人的精神文化需求。

　　本次出版的推荐用书既包含"上海时刻"中华人民共和国成立70周年献礼、生活垃圾分类、鹤发童"言"、美术鉴赏等时代热点和社会关注的内容，也包含老年人权益保障、老年人心理保健、四季养生、家居艺术插花、合理用药等围绕老年人生活需求的内容。在教材内容和体例上尽量根据老年人学习的特点进行编排，在知识内容融合的前提下，强调基础、实用、前沿；语言简明扼要、通俗易懂，让老年学员看得懂、学得会、用得上。在教材表现形式上，充分利用现代信息技术和多媒体手段，以纸质书为主，配套建设电子书、有声读物、学习课件、微课等多种学习资源。完善"指尖上的老年教育"微信公众号的教育服务功能，打造线上、线下灵活多样的学习方式，积极构建泛在可选的老年学习环境。

　　"十三五"期间，上海市老年教育教材研发中心共计策划出版上海市老年教育推荐用书50本。这是一批可供老年教育机构选用的教学资源,能改善当前老年教育机构缺少适宜教学资源的实际状况,也能为老年教育教学者提供教学材料、为老年学习者提供学习读本。系列推荐用书的出版是推进老年教育内涵发展,提升老年教育服务能力的重要举措;也是积极践行"在学习中养老"的教育理念,为老年人提供高质量的学习资源服务,进一步提高老年人的生命质量与幸福指数,促进社会和谐与文明进步。

本套上海市老年教育推荐用书凝聚了无数人的心血,感谢各级领导和专家的悉心指导,感谢各位老年教育同行的出谋划策,还有所有为本次推荐用书的出版工作做出贡献的老师,一并感谢。

上海市老年教育教材研发中心

2020 年 2 月

前　言

根据联合国的统计,2015—2050 年全世界范围 60 岁以上人口的比例将从 12% 增加到 22%。人们不仅寿命越来越长,且能健康生活的时间也更久。世界卫生组织 2022 年度统计报告指出,全球出生期望寿命从 2000 年的 66.8 岁提高到 2019 年的 73.3 岁,健康期望寿命(HALE)从 58.3 岁提高到 63.7 岁。在我国,2019 年的人均期望寿命为 77.3 岁,2018 年健康期望寿命为 68.7 岁。在老年人群中,女性人口的比例要高于男性。比如,2021 年全世界 65 岁及以上人口占总人口的 7.4%,其中女性占 65 岁及以上人口的 56%,而男性占比为 44%。上海市 2020 年户籍人口中,65 岁及以上人口占总人口的比例为 25.9%,女性占比为 52.7%,男性占比为 47.3%。因此中老年女性健康的问题尤其值得关注。

更长的寿命不仅是老年人自身及其家庭所期盼的,也是社会所希望的,因为老年人可以发挥所长,以多种方式为家庭和社会做出贡献,发挥余热。而这些机会和贡献的多寡在很大程度上取决于一个因素:健康,也就是说要健康长寿。没有健康的长寿,只会给个人带来痛苦,给家庭和社会带来负担。因此,做好保健,促进健康,是中老年妇女值得倾注精力和时间去完成的事情。

女性过了 50 岁,就进入了人生的中场。这不仅是一个反思过往生活的机会,也是一个为未来规划战略的时机。此时认真地思考健康状况,挖掘健康潜力和优势,评估未来是否有进一步衰弱或发生危及生命疾病的风险并规避,对规划后半生的生活非常重要。由于性别的差异,女性在生理和情感上与男性有很大的不同。女性到了50岁左右,随着激素的变化,开始进入更年期,导致生理和心理发生很大的变化;这个时候寻求卫生服务越来越频繁,还要应对一些慢性病的出现。比如到了这个年龄,往往会遇到:何时进行乳房 X 线检查?何时进行结肠镜检查或骨密度测试? 如何更好地管理可能影响自己生活质量的慢性病? 怎样适应因衰老带来的身体变化等一系列健康问题。因此,从这个时期开始,尤其要关注健康问题。

基于此,本书针对进入围绝经期及之后的女性,从中老年妇女的生理和心理变化特征、常见疾病的预防、定期筛查、心理调适、自我管理及中老年妇女保健的注意事项等方面,运用通俗易懂的语言,引导中老年妇女重新认识由于衰老带来的自身生理状态、心理特征变化及社会角色转变过程,学会评估自身健康风险的技能,学会直面孤独、疾病及死亡的心态。并能熟练地运用自我管理的知识与技能,预防疾病、促进健康。本书侧重健康,而不是疾病。书中不会告诉你如何获得严重疾病的最佳治疗方法,但它将帮助你确定所面临最大风险的条件,并尽最大努力规避这些风险;如果患有慢性病,它将帮助你更好地管理它们,从而确保获得更好的健康。有了更好的健康,长寿才更有意义,才能有更多的时光享受人生后半段美好生活,也能更好地为家庭、为社会做出贡献。我们也期待着大家共同分享在实现健康老龄化目标过程中的宝贵经验。

由于水平有限,书中难免存在疏漏之处,敬请读者批评指正。

编者

2022 年 6 月于上海

目　录

第一章 概 述

中老年妇女保健涉及两个核心的概念:一是何为中老年妇女;二是如何保健。那么,在一个人的一生中应该如何划分中老年,以什么标准来界定中老年? 谈到中老年,人们往往想到的就是年龄,也就是一个人从多少岁开始算是步入中老年,也有不少文献把 45 岁及以上归为中老年。但是,世界卫生组织在其发布的《关于老龄化与健康的全球报告》中,明确反对用年龄作为标准来划分老年人,并称这是对年龄的歧视。因为很多有关生命全程中身体功能变化的轨迹研究都证明,随着年龄的增长,某一划定年龄群体中身体功能的多样性也越大。也就是说,某些 80 岁老人的体力和脑力可能会与很多 30～40 岁的年轻人相似。然而在惯有思维下,人们总是将年龄增长与失能及疾病缠身相联系,老龄化也常常让人联想到社会负担的增加。其实,这些都是对老年人的成见和偏见,源于对年龄的刻板印象和代际关系的紧张。这样的认识不仅年轻人有,老年人自己也经常这么认为。其实,年龄只是每个人生命历程的事件记录和标志。尤其是从社会心理角度来看,步入老龄并不一定意味着记忆力衰退、智力水平退化或体弱多病。基于这样的认识,我们在本书中也不想用一个年龄界限来划分中老年妇女,而是从生理和心理的变化特点来大致明确所针对的人群。所以,本书所指的中老年妇女,主要是指开始进入

第一章

第二章

第三章

第四章

第五章

第六章

2

围绝经期的妇女。保健在字面上即保持和增进健康，一般是指个体为维护和促进自身的身心健康而采取的有效措施。所以，本书在内容上是针对进入围绝经期及之后女性，应该如何维护和促进自己的身心健康。

第一节 中老年妇女的生理和心理变化特点

一、围绝经期的定义

围绝经期是指妇女绝经前后的一段时期，包括临床上、内分泌学及生物学开始出现绝经趋势的迹象，也就是卵巢功能开始衰退的征兆，一直持续到最后1次月经后1年。

二、围绝经期妇女的生理特点

围绝经期妇女的生理特点主要表现为卵巢功能的衰退、生殖能力的降低及临床上月经周期的改变。

1. 卵巢功能的衰退 卵泡是卵巢的基本结构和功能单位。卵泡的数目随着年龄的增加而逐渐减少，绝经时卵泡基本耗竭。卵巢的重量和体积也随着年龄的增长逐渐减轻和萎缩。

2. 内分泌的改变 随着卵巢的萎缩，其内分泌功能也在衰退，雌激素水平逐渐下降。当雌激素水平减少到不足以引起子宫内膜增生的水平时发生月经停止，即出现绝经。

三、围绝经期妇女性激素变化对机体的影响

1. 月经的变化 月经周期缩短、紊乱、经量减少逐渐进入绝经期。绝经受遗传、营养、居住地区的海拔高度、嗜烟、某些疾病等因素的影响。我国大多数妇女自然绝经的年龄发生在45～55岁，平均年龄为49岁左右。绝经过早或者过晚，都不利于女性的健康。

2. 生殖器官及第二性征的变化 由于雌激素水平下降，生殖系

中老年妇女 保 健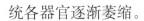

第一章

第二章

第三章

第四章

第五章

第六章

3

统各器官逐渐萎缩。

（1）外阴和阴道：阴毛脱落、减少,腺体分泌减少,阴道黏膜上皮变薄、变脆,阴道皱襞减少、伸展性减弱,阴道上皮细胞内糖原含量减少,阴道乳酸杆菌消失,酸度逐渐降低,故易受损被细菌感染。

（2）子宫：子宫体积萎缩,内膜变薄,并不再有周期性改变,子宫颈萎缩变小,宫颈黏液分泌减少,鳞状上皮层变得很薄,极易受伤出血。

（3）盆底组织：由于雌激素不足,肛提肌等盆底肌肉张力下降,支托子宫和膀胱的韧带以及主韧带等结缔组织失去弹性与坚韧度,可发生阴道前后壁膨出、子宫脱垂及尿失禁等。

（4）第二性征：第二性征逐渐退化,乳房逐渐萎缩下垂,声音低沉。

3. **对泌尿系统的影响** 随着雌激素的减少,膀胱、尿道黏膜逐渐萎缩变薄,易造成萎缩性膀胱炎、尿道炎;易发生反复发作的尿路感染;易发生排尿不适、尿频、尿急和感染。又由于膀胱出口漏斗样膨出、盆底组织肌肉的松弛、尿道括约肌张力减低,可有尿失禁的症状。

4. **对心血管系统的影响** 雌激素水平下降,引起血脂蛋白代谢功能紊乱。高密度脂蛋白下降,低密度脂蛋白及三酰甘油上升,导致动脉粥样硬化,容易发生冠心病和心肌梗死。

5. **对自主神经系统的影响** 由于内分泌激素水平的影响,会出现自主神经系统功能紊乱,致使血管舒缩功能失调,表现为潮热、出汗、心悸眩晕、疲乏、注意力不集中、抑郁、紧张、情绪不稳、易激动、头昏及耳鸣等。这些症状表现程度个体差异较大。

6. **对骨骼系统的影响** 雌激素水平下降,易导致骨质疏松症。

7. **对糖代谢的影响** 雌激素水平下降可影响糖代谢,影响糖的氧化和利用,常出现不典型的糖尿病症状。

8. **对皮肤的影响** 进入围绝经期后,皮肤变薄,弹性下降,出现皱纹,显得干燥、粗糙、多屑,甚至发生瘙痒。

9. **其他**

(1) 眼睛:远近的调节能力降低,导致老视,即老花眼。

(2) 耳:听力逐渐减弱,常有头晕、耳鸣等症状。

(3) 口腔:牙齿开始松动,常出现口干、黏膜烧灼感及味觉异常等。

四、中老年妇女生理特点

中老年妇女虽然丧失了生殖功能,但是生殖系统依然存在。随着全身各系统的逐渐衰退、生殖器官的萎缩、免疫功能的下降,中老年妇女由于盆底支持组织的减弱,易发生生殖系统的损伤性疾病,如应力性尿失禁和子宫脱垂,以及由于雌激素水平低落所引发的相关疾病,如冠心病、高血压、骨质疏松症及阿尔茨海默病(老年痴呆)等。此时也是妇科恶性肿瘤(包括子宫颈癌、子宫内膜癌、卵巢癌、外阴癌和乳腺癌等)的高发年龄。

五、中老年妇女的心理特点

1. **焦虑** 是一种常见的情绪反应,由于各种症状的出现,导致情绪的激惹性高,往往很小的刺激都会引起很大的情绪波动。终日或间歇地无缘无故焦虑、紧张,心神不定,思想难以集中,无对象、无原因地惊恐不安。常以"生气"及"敌对"情绪来反映焦虑。有多种自主神经系统功能障碍和躯体不适感。坐立不安,搓手跺脚是焦虑心理反应的常见特点。

2. **悲观** 对一些常见症状感到顾虑重重,任何一点不舒服就怀疑自己患有严重疾病或癌症的疑病心理,情绪消沉、沮丧、抑郁悲观、唉声叹气,言行消极、感到懒散、思维迟钝、没有活力。喜欢回忆生活中不愉快的事情,美好的世界在她们眼里变成了一片灰色。

3. **个性行为的改变**　表现为敏感、多疑、自私、唠叨,遇事容易急躁,甚至不近人情。无端地心烦意乱,有时过度兴奋,有时过度伤感,在社会交往中往往显得格格不入。

4. **性心理的改变**　许多妇女进入围绝经期后出现了月经紊乱、阴道炎及性交疼痛等表现,对性生活产生了消极心理,误认为围绝经期就是性能力及性生活的终止期。还有些妇女误将"绝经"与"绝欲"等同起来。这种心理障碍压抑了自己正常的性生理需要,过早地终止了性生活,容易造成夫妻感情冷漠、疏远。

中老年妇女的这些心理反应,如能得到适当调适,大多会随着机体的逐渐适应,症状逐渐好转而消失。如不加重视,不仅影响身心健康,也可导致心理障碍,诱发心身疾病。

第二节　保健的基本原则

保健,顾名思义,就是保持和增进健康。具体来讲,是指个体为保护、维持和促进自身的身心健康、防治疾病所采取的综合性措施。这些综合性措施可以是医疗卫生人员根据服务对象提供的卫生服务,也可以是普通老百姓为了自身健康采取的措施,后者也常称为自我保健。本书所谈及的保健,主要为后者。

追求健康,是我们每个人的愿望。为了更健康,我们常常搜集有关的健康信息。尤其是在当今新媒体时代,很多健康有关的信息唾手可得,我们时时刻刻能接触到形形色色有关健康的信息。手机、电脑、电视、报纸及杂志等,都为我们提供了大量与饮食锻炼及各种疾病检查相关的新理论、新说法。热心的朋友和家人也会劝我们接受他们的保健方法。但是,只有对健康信息、服务和产品经过科学辨识和慎重考虑后,选择科学合理的健康信息并按其描述去实践,健康水平才可能得到改善。因为在这些铺天盖地的信息中,有许多都是未

中老年妇女 保 健

第一章

第二章

第三章

第四章

第五章

第六章

6

经科学证实的。如果缺乏洞察力,就很容易被一些伪科学的信息所误导。

一、警惕伪医学和消费骗局

依靠提供不准确的信息、不可靠的卫生服务或无效果的健康产品获利的人,被称为医学骗子或者江湖医生。消费骗局在19世纪80年代开始泛滥,现在仍然很盛行。如今,在各种媒体上都可以看到有问题的治疗疾病和减肥产品的广告。在疾病和健康领域,医学骗子寻找各种渠道,花费最少的努力获得最大的收益。

当人患病时,特别是患重病时,往往会畏惧死亡,强烈的求生和减除病痛的欲望,使他们病急乱投医,特别容易听信有关恢复健康和延长寿命的宣传。即使他们十分相信自己的医生,他们也想接触试验阶段的治疗方法或产品,觉得它们似乎优于现有的治疗方法或药物。当受到提供实际帮助的承诺诱惑时,他们有时候会把传统的医学治疗放在一边。骗子认识到这个契机并编造各种理由说服你采用他的建议。而那些易受欺骗、盲目相信、迷信或对专业人员有敌意的人,最终会使骗子频频得手。

二、科学判断健康信息

为确定健康的生活方式、医学检查及治疗的价值,健康领域的研究者包括医生会做各种研究。不同研究的结果不同,而同一课题的不同研究,其结论也不一定相同。若遇到新的研究成果,需要了解研究的过程,据此评估该研究成果的可信度,而研究结果的可信度受很多因素影响。

1. **研究规模** 被试者越多,研究结果适用范围越广泛。原因有二。首先,由于人与人之间有差异,一项研究的被试者越多,越能减小这些差异。其次,被试者越多,结果偶然性越小。不过,即使是几千名被试者参加的大型研究,也会有缺陷,而有时极小型的研究其结果也能引起科学家的注意。

2. 控制偶然性　偶然性会影响研究的结果。假设某项研究发现，每天服用维生素能延长寿命，我们在断定这一结论前，须弄清楚研究结果是否存在偶然性。统计检验可帮助我们加以辨别。一般来说，若偶然性低于 5％，其研究结果就有效（即"具有统计学显著性"）。

3. 研究期限　有些治疗会马上产生效果。比如，抗生素在几天内就可以治愈大部分的感染患者。而有些治疗以及目前大部分有关身体保健的方法都需要经过很长时间才可以看出效果（如筛查、改变膳食及每日服用维生素等）。所以，很多研究需要经过很长时间后，才能确定某种方法是否有益。

4. 研究类型　研究类型多种多样。研究越简单、花费越少，研究结果效力往往就越差，反之亦然。随机对照试验（尤其是双盲实验）能提供最有力的证据，是最佳的实验方法。队列研究不如随机对照试验有说服力，但能避免一些随机对照试验中遇到的实际问题。病例-对照研究方法说服力较弱，但最简单便捷，因为只需研究病历记录的或通过其他方法搜集的信息即可。我们在了解某项新研究时，要记住它采用的是哪种方法。若是随机对照试验，那么准确性一般都比较高。其次还要了解被试者的情况是否与我们或我们关心的人相似。再次，向医生咨询他们对该研究及结论的看法。

5. 预防措施的选择性益处　对不同的人来说，某一方法的益处不一定相同。比如，做筛查可以在病症出现之前帮我们及早发现疾病的存在。患病概率越大，筛查对我们越有益处。但是患某种疾病的风险因为年龄、性别、职业、家族病史及其他因素的不同而不同。比如，医学权威一般不建议 35 岁以下的女性定期接受乳房 X 线检查，因为年轻女性患乳腺癌的概率很小。对于患某种疾病概率较小的人群，一般不建议做相关筛查。因为做该种筛查对他们来说弊可能大于利，而且做筛查的费用也比较高。不同年龄段、性别以及情况

第
一
章

第
二
章

第
三
章

第
四
章

第
五
章

第
六
章

8

不同的人群,适用的健康生活方式也不太一样。

筛查可以让我们尽早发现所患的疾病,并在该疾病给我们带来严重伤害前就着手进行治疗。但对于哪些人群需要接受哪种筛查、多长时间查一次,还没有定论。读者可以阅读筛查相关的章节,找出适合自己和家人的疾病检测项目。

一般对自己有益的筛查,需具有以下特点。

(1)检测必须准确:若检测结果异常(结果为阳性),那接受检查的人患该种疾病的概率就极高;若结果正常(结果为阴性),那患这种疾病的概率就极低。

(2)该检查能在早期检测到某种疾病,以便治愈疾病或减轻病痛。

(3)筛查不能对接受检查的人造成不良影响。

在过去几十年中,科学家已研究发现了多种保持健康、延长寿命的方法,且这些方法也通过科学研究被证明确实有效。本书将本着提供科学、可靠的健康信息的原则,向读者介绍这些医学研究成果,指导读者保持身体健康。本书还将告诉读者如何了解自己的健康,让读者少走弯路,节省更多的时间,享受健康带来的愉悦。

三、了解做出行为改变的难度

获取科学正确的健康信息后,重要的是要做出行为改变。也许你也意识到自己有一些不健康的生活习惯,但觉得要自己改变这些生活习惯非常困难。因为根深蒂固的习惯、长久形成已定型的生活行为方式,使得很多人即使知道它对人体不利或有害,但要改变它,即使做出极小的改变都是困难的。人们之所以拒绝发生改变,主要有以下原因。

(1)改变不良的生活行为方式,向有利于健康的行为转变时,需要割舍个人的爱好。例如,高盐饮食是与健康相违背的,而一些高血压患者却喜爱腌制食品,喜食高盐的食物,让他们尝试低盐饮食,他们就会觉得饭菜不香,淡而无味。

(2)改变不良的行为或生活方式,须付出艰苦的行动,尤其是在改变一些成瘾行为时。对于超重或肥胖者,控制体重的最好方法是在适当控制饮食的基础上加大身体活动量、进行锻炼,这是一个极其需要毅力和恒心的过程,需要每天进行并持之以恒。很多减肥者不能减轻体重,主要在于不能坚持。对于吸烟者,戒烟更是痛苦的事情。尼古丁的成瘾作用常诱使他们忘却自己曾信誓旦旦许下的"这次一定戒烟"的诺言,再次举起"小白棍",沉醉于烟雾缭绕之中。

(3)人们担心改变某些行为会危及他们的社会关系。在一些小群体中,成员常保持一致的行为,即使这些行为会危害他们的健康,如吸烟等。因为他们担心,如果自己的行为不与群体中其他人一致,就会招致他人的排斥。

(4)人们担心发生行为改变的意义不大,长期有某些行为的中老年人更是如此。他们觉得都这个年龄了,已经得病了,即使改变也于事无补。甚至把一些个案当成自己不改变的理由,如某某某抽烟活到了九十多岁等。

(5)人们普遍存在侥幸心理。即使知晓不良生活行为方式对身体有危害,即使亲眼看见他人因不良生活行为方式而遭受疾病的痛苦和打击,但有些人也会抱有侥幸心理,认为虽然自己有这些有害健康的生活行为方式,但有较好的身体素质,或许能逃过这些不良行为带来的危害。

总而言之,人们有拒绝发生行为改变的倾向,这根本在于无法衡量清楚"得"与"失"。人们往往重视眼前失去的,很难看清未来可能获得的。所以,本书就是要让广大中老年妇女了解健康行为的益处和不健康行为对现在及将来健康的危害,权衡"得"与"失",从而做出明智的选择,成功地完成行为的转变。

四、用科学方法实践科学保健

我们要知道,行为改变不可能一蹴而就,整个过程是艰难、缓慢的,需要一定的耐心,缺乏耐心常导致气馁,以致整个计划功亏一篑。行为的改变一般需要如下一个复杂而艰难的过程。

(1)认识到生活中有些行为对健康和生活质量并不有利。这通常是最艰难的一步。虽然人们存在着吸烟、缺乏锻炼、不合理膳食、酗酒等普遍可见的行为问题,但因为人们有拒绝的倾向,再说这些行为也曾给自己带来欢乐或生活需要的满足,所以要完全承认面临的严峻问题可能需要几个月甚至几年的时间。这一步虽然费时费力,但能让我们明确行为改变的必要性,是走向成功的基础。

(2)下决心要在生活中做出改变,这是最为关键的一个步骤。从认识行为改变的必要性到采取实际行动实施改变,还必须使人们意识到行为改变后的收获大于为之付出的努力;意识到改变后获得的好处多于从不运动、喜甜食等不良行为中得到的乐趣、舒适和其他享受。只有认识到行为改变后的"所得"大于"所失",而且生活仍有无尽的乐趣与享受时,人们才会下决心投入精力去改变已成习惯的不良行为。

(3)为行为改变制订一个或数个具体的目标。如 3 个月减轻 5 公斤体重等。目标是努力的方向,必须是力所能及的、符合个人的实际情况,否则就会因难以达成目标而受挫,最终放弃改变行为。

(4)为达到目标创造更多的选择余地,多管齐下。如为了减轻体重,既在饮食方面进行控制,如少食糖、少吃高脂肪食物;同时进行锻炼,增加活动量,加快多余脂肪的消耗,减少脂肪的堆积和储存。

(5)制订并努力完成一项具体的行动计划。如按满足正常所需的标准进行低脂饮食，每周锻炼 4 次，每次至少半小时。计划要切实可行，如果计划不是根据个人情况和生活需要“量体裁衣”，往往会被抛之脑后或束之高阁。制订计划时还应注意，不仅要停止不良的行为，如少运动、高脂饮食等，更要知道应该开始做什么，如进行锻炼、多食蔬菜、水果及多喝水等。在计划制订过程中，还可考虑达到一定的目标后，给予自己一定的奖励。如成功减肥达到计划的目标后，给自己买套新衣服等(图 1－1)。

我的行动计划

制订日期______________

我想做什么

....

做多少？

....

什么时候做？

....

每周做几次？

....

自信心指数：____________

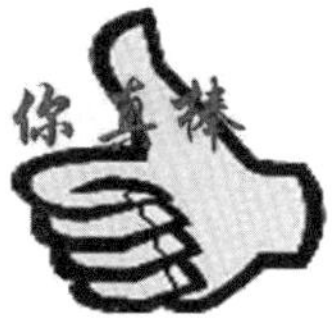

图 1－1　行动计划

(6) 争取他人的支持。这些支持可来自同学、朋友、家庭成员、医生等。当我们在实施行为改变时，最好把这个情况告诉自己的亲朋好友，以争取得到他们的支持和督促。如原来喜欢吃高盐食品的中老年妇女自己宣布以后吃清淡食品的决定后，经常一起吃饭的人可以监督其吃清淡食品计划实行的情况；家人可创造支持的环境，不再烹饪高盐的食物等。支持的环境在行为改变者遭受挫折时极为有用，无疑会促成行为的改变。

（7）经常检查评估行为改变的进程。改变行为需要较长的时间,通常有效的计划也要求人们循序渐进而不是急于求成,不同的阶段可能有不同的目标或行动计划,只有经常进行回顾和检查,才能发现存在的问题,不断给予督促和改进,最终达到改变不健康行为的目的。

（8）强化和巩固行为的改变,防止反复。人们在生活中经常会遇到这样的情况:经过艰苦努力减轻的体重又回升了,坚持清淡饮食又开始吃高盐饮食了。大多数人试图保持已做出的改变,却屡次发现有反复的现象,以致必须重新开始、加倍努力才能达到最终的目标。

总而言之,健康是我们自己的,我们必须要对自己的健康负责。希望读者通过本书的介绍和学习,能够管理好自己的健康,幸福地度过自己的人生过程。

第二章　心理调适

幸福是每个人追求的目标。构成幸福的因素多种多样,但最关键的一点则是身体健康。对于健康的定义,早在1948年世界卫生组织就指出:"健康不仅仅是没有疾病和虚弱,而且是身体、心理和社会适应的完美状态。"可见,真正的健康不仅是身体功能保持正常并且没有疾病,而且心理状态也应是健全的,同时还需要能够很好地适应社会生活环境。然而,长久以来我们更多地强调人的身体健康,仿佛只要吃好、喝好,没病、没灾就是享有健康、幸福的晚年,却往往忽视了心理健康的重要性。现代社会快速发展,各种变化日新月异,让人应接不暇。尤其是我们国家经过改革开放30多年的高速发展,经济上取得了巨大的成就,然而各种各样的社会问题也凸显出来。大量独生子女家庭的父母走向老龄,人口流动频繁,造成了很多独居老人和空巢家庭,以及留守老人带留守儿童的家庭模式。另外,新的智能技术的快速发展在一定程度上加剧了老年人与社会的脱节。这些都在很大程度上对中老年妇女的心理健康产生不良的影响。因此,随着我国逐步进入老龄化社会,中老年妇女的心理健康问题已经成为社会关注的焦点问题之一。

心理健康是指一种高效而满意的、持续的心理状态。具体地说,是指一个人的心理活动过程应该内容完整、协调一致,表现为认识、

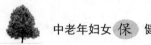
情感、意志、行为和人格的完整和协调,能够适应其所处的社会生活环境,并与社会保持同步,而心理上的积极应对又是保证整个身心健康的基础。

中老年妇女所处的阶段不同,所面临的心理问题也不尽相同。下面将从临近老年期(即前面所说的围绝经期)、老年期以及临终期3个阶段,介绍中老年妇女如何进行心理的自我调适。

第一节 临近老年期妇女的心理健康

当一个人将要步入老年期时,不仅会面临一系列社会、工作、家庭的改变,还要面对年龄的衰老导致身体的各个组织器官发生重要的生理转变。因此,对这一时期的心理问题首要的是调节自我的心态,积极面对这些改变。

一、临近老年期时所面临的心理问题

临近老年期,其实并没有一个非常明确的年龄界限。这一时期的明显特征是:在社会上、工作上的高峰期正在或已经过去,明显地感觉到事业上的进步已经不是主要的奋斗目标,但是心里又找不到一个更好的寄托;周围很多老熟人、老朋友一个个快要或者已经退休了,出去开会或办事的时候感觉越来越多地遇到新面孔,熟人碰到你也经常会问:"老张,还没退呢? 什么时候退休啊?"更重要的是这一时期,你会感觉身体的功能正在下降,眼睛有点花了,以前不戴眼镜或者戴着近视镜看书报,现在需要离开些距离或者摘下眼镜才能看清楚,精力也不如以前了,看一会东西就会觉得眼睛疲劳,头痛、头昏,睡眠比以前减少了,听力出现了减退,口味不知不觉变重了,爱吃甜、酸、辣、咸的东西,记忆力出现了减退,对近期发生的事情很快就记不清楚了,反而总是会想起很多年前发生的事情。所有

这些都说明了一点——你可能正在进入更年期。这在女性中会表现得更加明显,典型的标志就是出现了绝经。

如果说人体的新陈代谢年轻时期是以合成代谢为主,是长身体的阶段,中年时期是身体系统合成和分解拉锯的阶段,那么进入老年阶段则以分解代谢为主,是身体"节节后退"的时期,更年期则是为整个身体系统拉开了撤退防御的序幕。

更年期女性由于卵巢内卵泡的减少或用尽,体内雌激素的分泌快速降低,会导致一系列自主神经系统功能的紊乱,并伴有一定的心理症状,医学上称为围绝经期综合征,或者通俗地称为更年期综合征(MPS)。最典型的症状是出现潮红、潮热。因个人体质不同,有的人可持续到绝经后2~3年,而有些人甚至在绝经后10年还会出现症状。女性全身各个组织器官都分布着雌激素的受体,比如生殖系统(子宫、阴道及乳房)、神经系统、心血管系统、泌尿系统、骨骼及皮肤等。因此,雌激素的减少会引起全身各系统的变化,比如对大脑皮质功能的影响,使女性容易出现情绪波动、烦躁等表现。另外,在这一时期的女性往往会出现较为剧烈的情绪波动,往往会为一些鸡毛蒜皮的小事而大发脾气,爱生气和产生敌对情绪,精神分散及思想无法集中。更年期之后出现的各种症状,虽然没有对身体功能产生太大的影响,但是当事人却常常会对这些症状的产生感到担忧,甚至稍微有点不舒服就怀疑自己是不是得了很严重的疾病。有些人即使去医院检查后没发现问题,还是会怀疑自己得了病,表现为情绪低落,担心一些莫名其妙的事情,自觉不自觉地就开始回忆过去生活中的一些不愉快的经历,严重者甚至出现抑郁症;一些人会出现性格和行为上的改变。我们经常会听别人说,某人年轻时脾气很暴躁,可是岁数大了以后反而变得温文尔雅,而有些人年轻时很温和,更年期以后却变得不可理喻。比如,一些更年期的女性会表现出对其他人变得多疑,怀疑朋友、家人背地里说自己的坏话,生气时对丈夫、子女大喊大

第一章

第二章 ▶

第三章

第四章

第五章

第六章

16

叫,甚至大哭,过一会又破涕为笑,显得喜怒无常。当然,以上这些表现并不是在每个处于更年期的女性身上全部表现出来,只不过有的人症状多一些、严重一些,有的人症状少一些、轻一些。

生理上的衰退同时会给人带来心理上的暗示,有人会觉得"我是不是不行了?""怎么对什么事都提不起兴趣来呢?""看来我真是老了。"这些不良情绪会进一步发展进而产生各种精神心理症状,最突出的表现为神经过敏,情绪不稳,以前很沉稳的人现在却变得容易激动,遇到小事也会急躁,甚至动不动就爱发脾气,埋怨周围的亲人不关心自己,可你如果问得多,又说你总爱管着她。另外,容易感到疲乏,对事物失去兴趣,精神倦怠。出于对衰老的恐惧,心中常有压抑感,而自己又不知道是什么原因造成的。记忆力、思维能力和注意力出现减退,反应力下降,变得缺乏自信心,会为一些鸡毛蒜皮的小事纠缠不清。

二、临近老年期妇女的心理调适

俗话说:"自己的路要自己走,自己的坎还要自己过",躯体上的疾病可以通过打针、吃药、做手术来治疗,心理上的问题除非比较严重的需要借助药物,一般来说还是需要通过自我的心理调节来改善。

对女性来说,心理调节和药物辅助治疗可以结合起来应用。主要根据每个人症状的轻重程度来决定药物使用的情况。症状不太严重的人,自我感觉在可以控制的范围内,尤其是情绪的控制,可以不使用药物。那么,此时需要通过心理调节,并配合饮食、运动、有规律的作息,以及适当的社交活动来调整整个身体的功能改善,控制缓解体内激素水平紊乱带来的负面影响。

饮食调节的主要原则就是少吃动物类脂肪,多吃蔬菜、水果以补充各类维生素和纤维素的摄入。需要注意的是,由于身体的分解代谢超过了合成代谢,所以营养的补充显得更加重要,每天都需要摄入足够的蛋白质,尤其是优质蛋白质。比如,含胆固醇较少的动物肉类(白肉)、鱼肉、虾等。由于雌激素水平下降后容易引起体内钙质的流失,引起骨质疏松,所以这一时期的女性尤其要注意补充钙质,可以每天坚持喝牛奶,虾皮含钙量也较高,吃海洋鱼类、补充鱼肝油可以促进钙的吸收。

科学合理地安排生活,保持有规律的生活作息。这一时期的女性往往还没有完全退休,或者还担任着一定的社会职务,即使已经退休,很多人也需要照顾身边的亲人,所以一定要注意劳逸结合。在安排好工作和生活的前提下开展力所能及的体育锻炼。一方面,可以调节情绪,舒缓负面的心理影响。另一方面,体育锻炼能够调节激素的分泌,还能有效预防骨质疏松。对于有慢性病的人,开展体育锻炼前一定要首先咨询医生,了解一些注意事项,避免出现一些不良事件,尤其是有心脑血管疾病的人。除了体育锻炼之外,坚持从事力所能及的体力劳动和脑力劳动也是必不可少的。有些人可能受各种客观条件的限制、因自身身体状况无法开展体育锻炼,这时候可以做些家务劳动。劳动是为了保持身体的运动功能,防治肌肉、关节和组织器官出现"失用性萎缩"。脑力劳动同样如此,坚持学习思考,尤其是学习新的知识技能,可以开阔心胸,防止大脑出现"失用性萎缩"。有些人总是怕麻烦,觉得一些新事物、新技术跟自己关系不大,反正已经快要退休了,不会这些东西也不会影响自己的就业。其实,在学习使用这些东西的时候本身就会保持一个积极的、年轻的心态,学会了之后,你会觉得"我还没有老""年轻人会的,我也会啊",这也是对自己的一个心理暗示,能让自己保持一个好的心态,减缓衰老的进程。

当出现情绪上的波动时,不妨做自己喜欢的业余爱好的事。比如,旅游、烹饪美食、插花、编织、书法、跳舞及唱歌等。一方面,这些业余爱好可以分散注意力,调节情绪;另一方面,在从事这些活动的过程中可以认识、交往一些新朋友,获得集体生活的友爱,在精神上有所寄托。

此外,还有自我思想意识的调整,尤其是对自我认识的转变。要认识年老衰退是自然发展的必然规律,没有必要去担忧害怕,同时正视自我能力的降低,人要能上能下,有些事情能不争就不争,要善于保持克制,培养开朗、乐观的性格。如果从前自己是很严格的人,现在要学着变得宽容和忍耐,对待他人尽量平心静气,即使碰到不称心的事情,也要保持平和的心态去看待,保持心情的舒畅以及心理、精神上的平静状态。

另外,还可以使用慢性病自我管理中的冥想、肌肉放松及引导性想象等认知性症状管理的方法,让自己放下杂念,放松自我。

这一时期的女性,如果潮热、潮红等围绝经期症状非常明显,而且出现较为严重的精神心理障碍,或者严重影响日常生活和家庭关系,可以考虑采用药物治疗。针对围绝经期症状可以采用的药物分为含有雌激素的药物和不含雌激素的药物。不含雌激素的药物如抗抑郁药、抗癫痫药、降压药等都可以减轻潮热症状,同时可帮助控制情绪,调节心理。含有雌激素的药物如避孕药可缓解更年期的各种症状;雌激素替代疗法(hormone replacement therapy,HRT)对治疗更年期症状很有效果,但是应该警惕长时间服用对女性健康的其他风险。比如,增加患心脑血管疾病和乳腺癌的风险。

另外,特别针对心理治疗可辅助使用一些调节自主神经功能的药物。常用的有谷维素、地西泮(安定)。还可以服用各种复合维生素,尤其是 B 族维生素有一定的抗抑郁作用,对调节其他精神障碍也有帮助。

第二节 老年期妇女心理健康

一、老年初期妇女面临的心理问题

在职女性年老之后,早晚是要退休的,即使有些人觉得自己身体很好,选择返聘或找个业余兼职,但归根结底还是要慢慢地退出繁忙的工作。这时候每天生活的重心就会从工作地点回归到家庭。但有些人对退休后的生活会感到不适应,尤其是一些事业有成的,过去工作很繁忙的,总是被周围人当作中心簇拥的人,或者常年在外地工作很少回家的人。这类人在退休早期非常容易因为巨大的生活反差,对自身新角色不适应,容易产生负面情绪和心理不适,如忧郁、焦虑的症状,严重者甚至会出现一定程度的心理障碍,需要接受心理辅导或药物治疗。

1. **生活方式改变的影响** 很多人退休后离开了自己奋斗多年的工作岗位,不得不改变多年来养成的生活习惯。过去因为工作,每天朝九晚五,很早就要起床,工作忙忙碌碌,需要完成各种项目和工作目标。现在早上还是那么早就醒了,但是又不用去上班,心里感觉空落落的,也不知道自己前进的目标是什么,忽然间觉得自己成了一个无所事事的人,不能为社会继续做贡献,经济收入也随之降低,甚至怀疑自我价值,觉得自己是不是成了一个无用的人,甚至是一个多余的人了。

2. **自身定位、角色改变的影响** 工作了这么多年,很多人在工作岗位上已经是领导、专家或者老师傅了。在工作单位都是备受尊重的。而退休之后待在家里,周围没有了前呼后拥的人,没有了请示报告的人,只剩孤零零的老两口。工作上也指导不了别人了,想干点家务又不顺手,没准还被老伴数落两句:"这点小事儿都干不好,你以

中老年妇女 保 健

第一章

第二章

第三章

第四章

第五章

第六章

20

前是怎么当的领导啊"。可以说,退休之后一个人在社会中扮演的角色更单一了。以前自己这代人是社会的主角,扮演着工作者、妻子及家长等许多角色,这么多年下来自己觉得干得还不错;退休以后,可能除了妻子这个角色还保留着之外,其他角色都已弱化了。

3. 老化情绪的影响 老化情绪是形成压抑、抑郁、焦虑、失落和孤独等负向心理的一个重要因素。老化情绪是老年人在面对周围事物变化时表现出的一种特殊的精神神经反应,是影响老年初期心理健康的主要原因之一。由于这种情绪的变化是来自当事人内心深处对衰老的恐惧、无助等多种复杂感情的交织组合,在个体表现上也因人而异,所以会出现不同的实际表现形式。主要表现为以下 10 种症状。

(1) 对新事物缺乏探究的兴趣:比如,对电脑、手机的新功能不愿意去学习,对社会上出现的一些新名词反感,也不愿意去了解是什么意思。

(2) 退却心理:对自己的能力失去自信心,常感到力不从心,一个人的时候常常会长吁短叹,觉得自己老了,没有前进的目标了。

(3) 反应异常:有时候非常敏感,觉得别人在说自己,觉得周围的人嫌弃自己;而有时候又反应迟钝,明明是和自己有关的事却懒得搭理。

(4) 偏执固执:老年人容易固执己见。一方面,是一种过度自信的表现,因为他们经历了很多事情,有着丰富的经验;另一方面,也是一种自尊心过重的表现,因为他们害怕自己的错误被别人发现,进而会被别人觉得老而无用。

(5) 性格孤僻:孤僻形成的原因有很多。老年人不愿意让别人进入自己的生活。一方面是出于不自信,另一方面,也不愿意给别人添麻烦,成为别人的包袱,这与内心的性格有关,对新事物、陌生人抱有恐惧感。

(6) 思维迟缓,反应迟钝:研究发现老年人的思维迟钝一方面跟生理功能老化有关,但更多的是和自我意识即心理因素有关。其实如果没有中枢神经系统的器质性病变,比如老年痴呆,人类即使在八九十岁高龄也能保持敏捷的思维。

(7)性情急躁:当一个人发现很多事情已经不像从前那样都在掌握之中,首先会感到吃惊,进而转为愤怒,表现为暴躁易怒。这种情况在一些人过去是"权威型"人物的老年人身上多见,当他们退休后或年纪大后逐渐失去了话语权时,就会慢慢失去耐心、理智和风度,给人以性情急躁的感觉。

(8)情感弱化:老年人喜欢沉湎于往事,相对退休前,刚退休的人心里更脆弱,容易激动。

(9)精神疲惫:由于情绪上的低落,感到无所事事,导致精神不振。尽管已经没有繁忙的工作,但是却总感到精神疲惫,白天时常犯困,好静恶噪,需要通过饮酒、喝茶等手段来提神,可是到了晚上又睡不着觉,早上很早醒来,形成睡眠上的恶性循环。

(10)效率低下:具有老化情绪的老年人经常会表现得优柔寡断,缺乏办事、行动的动力,对事情推三阻四,即使迫不得已去办,也会找各种理由来搪塞,一拖再拖。

以上这10条列举了老化情绪的种种表现。这些现象有时候也被称为心理老化,是老年人各种心理健康问题的主要原因。这种老化感会使其意志消沉,免疫力降低,加速人的生理衰老,对生活失去乐趣,自我效能低下,是健康长寿的最大障碍,是疾病的源头。因此,一个人在刚刚进入老年期时,就应该关注是否存在类似的表现,及时检讨自己,采取适当的措施,以避免这种老化情绪的发展,从而导致对身心的不利影响。

二、老年期妇女心理调适

在一个人刚刚步入老年期的这个阶段时,也就是刚刚经历退休

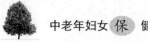

中老年妇女 保 健

第一章

第二章

第三章

第四章

第五章

第六章

22

的人最容易出现心理上的障碍。当下有一个名词来形容这种情况，叫作"离退休综合征"。

所谓"离退休综合征"是指老年人由于离退休后不能适应新的社会角色、生活环境和生活方式的变化而出现焦虑、抑郁、悲伤及恐惧等消极情绪，表现出不同于其以往的行为。它实质上是一种对环境变化不适应所引起的心理障碍。这种心理障碍往往还会引发其他生理疾病，影响身体健康。离退休是生活中的一次重大变动。由此，当事者在生活内容、生活节奏、社会地位及人际交往等各个方面都会发生很大变化，退休在生活事件压力评估中属于中等的压力事件。当事人需要正确面对这种事实上的形势改变，端正心态，避免出现情绪上的巨大波动，甚至导致心理障碍。对于出现了心理障碍甚至精神障碍的人，则需要积极采取治疗措施。

在情绪和心理的自我调节上，刚刚退休的老年朋友可以从以下几个方面来着手。

1. **转变对工作的态度与习惯**　容易出现离退休综合征的人毫无疑问过去都是对工作非常认真的人。在退休前的几十年工作生涯中，这些人往往把工作放在非常重要的地位，可谓"一心扑在事业上"，每天早出晚归，甚至周末也常常会加班。所以一旦退休就很容易失去生活的目标，造成心理上的不适。

对于这样的人，最理想的方式就是提前预防。应该在退休前的至少1～2年内让自己逐渐退出工作的一线，卸下手中的权力，将工作更多地分配给年轻人。不要再像从前一样事无巨细、一概包揽。应该想到自己不可能工作一辈子的，年轻人总是要接班的。如果你怕年轻人干不好，总想指导一下，那就应该停下来检讨一下自己是否管得太多了。通过这种自我检讨和自我批评，可以建立潜意识中的放弃欲。久而久之，就可以使你不再将精力聚焦在工作上。这样，一旦彻底离开工作岗位，就不会产生较大的失落感，并能较快地重新找

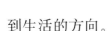

到生活的方向。

如果在退休之前没有办法淡出工作,或是由于一些客观原因被迫离开工作岗位也没有关系。很多老年人在刚刚退休的时候都还是精力充沛的,而且一般都掌握着专业技能,许多人选择了退而不休,返聘回岗,或者下海兼职。这是一个很不错的过渡方法。一方面,让老年人发挥余热,感到老有所用,减缓心理衰老的出现;另一方面,这种返聘、兼职一般都会随年龄增大逐渐减少工作量,帮助老年人顺利地从以工作为重点的生活方式过渡到以家庭为重点的生活方式。总之,请记住工作只是生活的一部分,并不是生活的全部,结束了工作这一人生的主题之后,还有更丰富多彩的生活主题在等着你去体验。

2. **转变对家庭生活的认识**　退休之后,家庭生活将很自然地成为一个人生活的重心。以前夫妻双方都各自忙工作,在家里跟伴侣在一起的时间甚至还不如在单位跟同事在一起的时间多。虽然结婚了很多年了,两个人却慢慢变得陌生了。退休是个转折点,让两个人有机会、有时间重新在一起。所以在退休生活刚刚开始的这段时期,是让两个人重新熟悉的时期,如果不利用这段时期磨合彼此相处的方式,很容易暴发矛盾,甚至会走向离异。

一般人不太容易认识到这个问题的存在,觉得老夫老妻几十年了难道互相还不够了解。于是无论从言语上,还是从做事上仍然保持从前工作时对待对方的方式。但是,老年人退休以后需要摆正自己的位置,在家不要还是以顶梁柱或者家庭重心自居,子女都独立了,有自己的生活准则,不要过多干涉,和丈夫也要相敬如宾,大家退休之后都是一样的社会属性的人了,挣的钱也相差不大了,如今回归家庭生活中各取所长,两个人互相扶持、互相帮助才能够享受家庭生活的乐趣。

这里介绍一个比较有用的方法,可以帮助刚刚退休的夫妻顺利

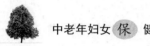

第一章

第二章

第三章

第四章

第五章

第六章

度过这种"退休后爱情磨合期"。双方可以互相拜对方为师,向自己的伴侣学习一项他最拿手的技艺。其实这是一件很有趣的事,很多夫妻在结婚前都比较看重对方的一项才艺或技艺,并且这项技艺是自己不太擅长的。但是两个人在一起之后,因为对方擅长这项技艺,自己就不会再去费心学习了,而且大家的理由几乎都一样:既然他会干,我还学什么,让他干就行了。比如,丈夫喜欢音乐,精通各种乐器,而自己跟他生活了几十年却不认谱。那么退休之后,两个人都有时间了,自己要抱着虚心的态度诚恳地向丈夫学习,在学习的过程中又会再次看见丈夫的很多优点,放下多年来因丈夫的不足而产生的偏见。而且这种学习的关系会自然而然地在双方之间隔出一个缓冲的距离,丈夫是老师你是学生,以礼相待更让彼此珍重对方。当学习结束时,两个人同时也平稳地度过了"退休后爱情磨合期"。

3. 通过改变生活方式来转换心情 一个人在刚刚退休的一段时期里往往会感到无聊,不知道如何消磨时光。这时,最重要的是给自己找点事干。有些人选择返聘,但并不是所有人都会有这样的机会。如果没有的话,就需要找一些自己感兴趣的事情或爱好来做。首要推荐能够集体参与的活动,在与其他人交往的过程中能够更多地融入社会生活;其次应该选择一个与自己性格相符的兴趣爱好,而且这个爱好应该是具有一定难度的,需要用些脑力的。经常从事脑力活动能够有效预防痴呆的发生。

总之,退休是自身生活的重大转变,面对这种转变,从心理上也要做好准备,并为此付出行动。保持良好的心态是避免离退休综合征的关键。不妨以下几点作为参考:一个中心(以健康为中心);两个基本点(潇洒一点、糊涂一点);三个忘记(忘记年龄、忘记疾病、忘记恩怨);四个拥有(有老伴、有老窝、有点老底、有几个老友);五个需要(需要掉:放下架子,保持平常心,需要俏:打扮漂亮,让自己充满朝气,需要笑:保持愉悦的心态,需要跳:不仅是跳舞,也要经常运动及需要聊：多与人交流，有益身心）。

第三节　在享受老年生活中调适心理

经历了退休初期的短暂不适应之后，老年妇女进入一个相对平稳的生活状态。这一时期，老年妇女逐渐忘记了离开工作岗位时的小小失落，而更多地回归家庭。想想自己辛苦了一辈子，总算子女都已成家立业，有的还有了第三代，有了自己独立的生活。而自己的经济条件也宽裕一些了，身子骨也还不错。这正是老年人生活的黄金时期，要充分享受这一时期的生活。

当然，在这一时期，老年妇女可能还会面临一些共性的心理问题：如对于自身健康和未来生活的焦虑和恐惧；对于他人态度暴躁、性格执拗或者抑郁；对于子女过度干涉或过度依赖等。这些心理问题，有的是老年妇女受生理因素影响而致，有的是家庭或社会因素共同造成的，然而其结果轻则影响老年妇女的生活质量和品质，重则加重自己本身的旧疾，或导致家庭不和睦。因此，有必要关注这一时期老年人面临的心理问题。

一、这一时期面临的心理问题

老年妇女退有所养原本是人生乐事。然而，由于年龄增大，身体逐渐衰老，老年妇女的生活及社交圈逐渐缩小，随之也会出现各种心理问题，主要有以下几种。

1. 焦虑及恐惧　主要来源于对自己身体健康的过分关注及对疾病的莫名担忧。随着社会经济的快速发展，我国高血压、糖尿病等慢性非传染性疾病呈爆发式增长，老年人罹患一种或多种慢性病的比例较高。比如糖尿病，2008 年的调查显示，我国 60 岁以上的老年人糖尿病患病比例达到 20％以上；同时，糖尿病还会并发各类心脑血

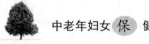
管疾病,并带来视网膜并发症、肾脏并发症及神经病变等各类疾病,且容易持续迁延不愈。

应该说,慢性病对于老年人的身体健康损害是明确存在的,也确实会影响心情。老年人关注自身的慢性病问题是无可厚非的,甚至在一定程度上是值得鼓励的。然而,关注健康要注意方式方法,还要适度,关注自身健康,要关注的是疾病本身的知识和正确的治疗、养护知识,而不应该一天到晚担心今后身体会越来越糟,惶惶不可终日,更不应该时时疑病,自寻烦恼。本来可能病症较轻,但是由于老年人心里焦虑恐惧、愁眉不展,心态失衡、坐立不安,导致饭吃不下、觉睡不好,甚至半夜梦中都会惊醒,整个人萎靡不振,没病也要得病,小病也要重三分。可以说,过度焦虑和恐惧的心理对于老年人有百害而无一利。

2. **执拗和抑郁** 我们常常在生活中看到有的老年人脾气很倔强,总认为自己是对的。自己认准的事情谁说都不听,什么事都要跟人争一争,总觉得大家都和自己过不去,和家人、邻里、朋友关系紧张。受到这种心理问题困扰的,常常是个性较为鲜明的老年人。有的老年人在退休前身居领导职务,在生活中也容不得不同意见;有的老年人觉得自己年轻时做了很多贡献,现在退休了大家应该听他的。这样的老年人在生活中常常容易激动,如果再有心脑血管疾病,血压就容易波动,可能会发生危险。

除了执拗的老年人,生活中还会见到始终郁郁寡欢的老年人。这样的老年人好像干什么事情都没精神,觉得生活很乏味,有时会出现记忆力减退的症状,这就是抑郁的表现。这种心理上的郁郁情绪也会导致身体上的不良影响。比如困倦乏力、失眠多梦及胃口差等,长期抑郁还会导致各类慢性疾病的加重。研究表明,近四成的中国城市老年人存在抑郁情绪,所以我们应该关注身边老年人的抑郁问题。

3. 与子女相处的问题 老年人与子女相处出现的问题,有的是老年人对子女的生活干涉过多,与子女关系非常紧张。有的是老年人过度依赖子女的生活,也会带来家庭关系的不和。下面分别来讲一讲这两种情况。

中国人一向有敬老、爱老的优良传统。在中国传统宗族社会中,老年人往往是家族和家庭的权威,在经济和社会关系中都处于较高地位,年轻人从婚嫁大事到生活小事都需要依附或遵循老年人的建议、要求。随着社会经济的发展,城市化快速推进,许多年轻人离开家乡和乡村,到大城市读书、工作,这是时代进步的体现,却也瓦解了传统的乡土秩序。一方面,这种子女与父母在地域上的分割造成了"空巢老人"的现象。老年人年龄逐渐增大,需要子女照顾帮助,但年轻人在城市工作时间紧张、生存压力大,不能经常回乡探望老年人,甚至有时候忙起来连电话都顾不上打,此时老年人难免会觉得受到冷落,也会对子女颇有抱怨。另一方面,年轻人经济相对独立,对于自己的人生也想拥有话语权,这与老年人习惯干涉甚至包办子女生活的理念发生冲突,有的老年人就会埋怨子女翅膀硬了,不听话了。

老年人与子女相处的另一个问题是对子女的过度依赖。养儿防老是中国传统观念,孝顺老年人也是中华传统美德,本无可厚非,但有的老年人因为生活的圈子比较窄,再加上有的单亲家庭本身就是老年人和子女相依为命,导致有的老年人对成年子女过度依赖,把子女当作唯一的生活点。"活着就为子女"的生活方式不但给子女带来很大的心理压力,也严重影响老年人自己和子女的生活状态。这样的依赖情绪如果不能得到缓解,还会传给下一代。当下许多城市双职工家庭都是老年人帮助照顾小孩,有的老年人对孙辈投入了很深的感情和精力,希望孙辈把自己当作最亲近的人,甚至超过孙辈父母。这种基于孙辈的情感依赖不但容易造成与自己子女之间的矛盾升级,也容易造成对孙辈过度宠溺,对孙辈的成长不利。

二、老年期妇女的心理调适

心病还须心药医。老年妇女面临的种种心理问题,首先还是要从自身寻找解决的途径,要进行心理的自我调节。

当下,医学发展迅猛,对于许多疾病都有相应的治疗和控制方法。老年人关注身体健康的态度是值得肯定的,但应把关注点从对疾病的恐惧转向对疾病和医学知识的学习,老年人想要摆脱焦虑和恐惧的心理状态,就要先对自己的身体状况做好充分的评估,学习相关的疾病和健康的知识,提高自身健康素养,加强健康自我管理,勇于面对疾病。平时,可以选择一些自己喜欢的、适合的体育活动,如太极拳、快走等,加强锻炼。适当的运动在减少疾病负担的同时,也能让心情更加开朗,并交到更多的朋友,减少内心对于疾病的焦虑和恐惧。

对于脾气比较急躁、性子较为执拗的老年人,最重要的是提升自身修养、平时注意养气养心。俗话说,五十知天命、六十而耳顺,人的年纪大了,还有什么放不下、看不惯的呢? 生活中带着几分宽容,说话里带着几分和蔼,有的事情本无对错之分,只是各人看法迥异,如果不喜欢不要强自出头,一笑了之也是海阔天空,于人于己都是简单的快乐。

对于情绪比较容易抑郁的老年人,最重要的是减少独处时间,多与人交流和沟通。有的事儿自己闷在心里,越想越烦、越考虑越复杂,茶饭不思、忧心忡忡,其实,能有多大点事儿呢? 一个人想活得健康,首先要在心理上保持年轻。因此,老年人在空余的时候,不要让自己闲下来,应该走出家门,结交新朋、联系旧友,要对生活保持好奇心,在身体条件允许的情况下,参与一些自己感兴趣的文体活动,如唱歌、跳舞及书画等,在活动中与人交流,不给自己胡思乱想的机会。如果经济条件允许,还可以带上老伴儿,或邀上三五好友,走出家门

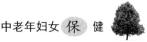

去旅游,饱览祖国大好河山、体会人文地理之美,开阔胸襟、提高个人素养。

在与家人尤其是子女相处的问题上,老年人一定要学会抓大放小,保持合适的距离。须知,子女已成年,对于这个世界以及自己的人生已经有了一定的价值取向和判断,不愿意也不希望还要事事听父母的,这样的"妈宝"也很难成大器。如果是空巢老人,也应该理解现在年轻人在大城市打拼很不容易,要多体谅他们的难处,只要子女孝顺,在生活上和精神上多关心自己,也不要特别拘泥于具体的形式;如果老年人和子女生活在一起,也不要事事干涉子女的生活,年轻人自有他们的想法,只要在原则问题上不犯错误,在生活中老年人也要懂得难得糊涂。这里尤其要强调和子女的相处理念,在互相亲近的同时,彼此还是要有一定的自主空间,俗话说,"不痴不聋,不做家翁。"如果子女两夫妻有争吵,老人最好不要贸然介入,更不可偏向己方子女说话,家庭事务本身就很难分对错,老年人参与子女的纷争,只会把问题变得更加复杂,也让自己的情绪变得更糟。对于照顾孙辈而言,老年人应当明白,自己投入的爱,是终究会有回报的,但不能建立在过度的情感依赖上,尤其不能让自己对孩子的爱代替父母对孩子的爱,否则就本末倒置了。

对于这一阶段老年人的心理问题,主要的解决思路仍然应当以老年人自身为主,尤其是老年人应当主动处理好自我调节、家庭关系、亲朋关系等生活要素,家和万事兴,对老年人的身体和心理健康都是如此。

第四节　正确面对人生终点

俗话说"花无百日红,人无千日好"。世上万事万物都有生命周期,都有兴衰更替。从古至今,人人都有生老病死。古代帝王如秦皇汉武希望长生不老,但仍无法改变自然规律,因为无论富贵贫贱,在生死的问题上都是平等的,没有人能够例外。也正是因为有生有死,这个世界才能保持一定的平衡,有死的必然,才有生的可能。试想,如果人人都能长生不老,从古至今,这个世界该要存在多少人? 所以说,生命和死亡是辩证的、是硬币的两面。一个人刚刚出生的时候,就已经注定了将要死亡的结局,也是体验了完整生命的过程。

然而,死亡是生命的终点,是人类对这个世界感知的消失,是对至亲好友、世间万物的告别。人们有对生的感知,却没有对死的体验,因为不知道"死后会怎样"。因此,人们常常对于死亡有着恐惧的感觉,再加上部分传说、有些宗教对于"死后的另一个世界"描述的种种恐怖图景,更加剧了老年人的恐惧。因此,有必要关注老年人这一时期面临的心理问题,以提高老年人的心理健康水平和生活质量。

一、这一时期面临的心理问题

随着年纪逐渐增大,这一时期的老年人由于受到身体、心理、社会交往等各个方面的影响,有时会产生较为明显的心理问题。这些心理问题的来源主要有以下因素。

1. **身体的病痛** 老年人进入高龄阶段,首先面对的问题是身体遭受的生理上的病痛。中国有个词叫"身心俱疲",人的心理状况和身体状况是相关的,身体状况不好会影响心理的状态。老年人长期遭受病痛的困扰,会有心理上的压力,也会对生命本身的意义产生怀疑,这反而会加剧生理疾病的痛苦。因此,关注老年人生活后期的心理问题,首先要关注他们的生理状况。

2. **孤独感和失落感** 如前文所述,老年人在刚刚退休的时候,会对自己的职业生涯有一些失落感。比如,习惯于忙碌的生活,不习惯每天清闲的日子。随着退休时间越来越久,许多老年人对退休生活逐渐习惯,每天运动锻炼、含饴弄孙,老友相聚,通过各种活动又找到了另一种生活方式,逐渐远离了离开工作岗位的失落感。

然而,随着老年人年龄的持续增长,伴侣、朋友逐渐离世,能够互相理解、交流和说话的人越来越少。另外,自身身体状况逐渐变差,行动能力、语言思维能力等逐渐退化,再加上听力退化或失聪,与晚辈、亲人的交流越来越少,老年人难免会有孤独的感觉。

如果仅仅是身体衰老,没有很严重的疾病,老年人还能够借助外力,如拐杖、电梯、轮椅等出门走走,仍然还有和外界的交流和互动,这样的孤独感还没有那么严重。最怕的是,因为各种疾病,老年人瘫痪在床,无法下地行走,衣食住行、吃喝拉撒都需要人照顾,家人连基本的生活照顾都应接不暇,很难有机会和老年人说说话、进行心灵上的沟通。这样,会使老年人的孤独感越来越强。

除了孤独感,还有失落感。现在年轻人上班都很忙,父母退休后主要承担了照顾第三代的责任,每天买菜、做饭及洗衣服等。虽然有些辛苦,但自觉对家庭有贡献,减轻儿女负担,还能享受天伦之乐,倒也是其乐融融,关键是拥有自主的生活方式,没有很强烈的依附儿女的感觉。然而,随着年龄的增长,老年人身体一天不如一天,照顾孙辈逐渐力不从心。一旦生病卧床不起,不但不能帮助子女照顾孙辈,自己本身还要被子女照顾,吃喝拉撒都不能自主解决。有些老年人就很担心自己成为家人的负担,会受到家庭成员的嫌弃,再加上有一些错误的社会观念,如"久病床前无孝子"等说法萦绕耳边,给老年人带来很大的心理负担。

如果上面所述的孤独感和失落感不能被子女理解,或子女在赡养老年人时有不周到的地方,就会引起老年人的敏感和猜疑,觉得是不是子女不孝了,是不是自己惹人厌了,甚至引起非常极端的心理问题。有些老年人片面否定自己,其实,正是孤独感和失落感交叉影响着老年人的心理状况,从而引发悲剧。

3. 对死亡的恐惧 一个人在出生之后,就不可避免地面临终会

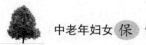
死亡的结局。从一个人懂事开始,在不同的年龄阶段对于死亡都会有不同的认识。然而,年轻人想想死亡,仍觉遥远,除非遭遇意外事件,并不会把对死亡的思考排在日常生活的优先级,更不会让死亡的恐惧充斥大脑。处于生命后期的老年人则不同。一方面,随着年龄增长,受身体病痛的折磨,死亡似乎近在眼前。另一方面,长期独处或卧床,缺乏与人交流的机会,精神世界空虚,难免会有更多的胡思乱想。

虽然我们从小被教育"人固有一死,或轻于鸿毛,或重于泰山",鼓励在年轻的时候多做一些对社会有益的事情,然而,这毕竟不是严格意义上的生死观教育。中国又是一个没有典型宗教传统的国家,对于生死的认识,往往从个人体验或别人的讲述中获知。但因为人人死亡只有一次,不可能切身体会它,对于这种未知的体验,恐惧和害怕几乎是必然的。

二、心理的自我调节

心理学研究表明,人们在面临死亡时的基本态度是焦虑和恐惧,而且心理反应非常复杂。从否认、愤怒、抑郁到接受,常常要经历一个漫长而复杂的心理变化过程。从开始否认到最后接受,是一个身体和心灵极度煎熬的过程,但同时也是一个参悟生死、精神升华的过程,在生命的后期,老年人需要进行心理的自我调节。

首先是莫逞强,积极治疗身体疾病。老年妇女在生命的后期,随着身体状况持续走下坡路,如果不加以治疗,呼吸困难、发热、呕吐、剧烈疼痛、便秘、水肿、无力及神志不清,甚至出现幻觉等症状,将严重影响日常生活,甚至会危及生命。然而,老年人在这一阶段却常常对自己的身体表现出很倔强的控制欲。一方面,在疾病急性发作的时候,不得不送入医院抢救或治疗。另一方面,在疾病缓解的时候,却又顾及花钱,或怕麻烦家人,在发病有征兆时不愿及时就诊,反而会让疾病变得更加危重或复杂。

其次是要直面焦虑,坦然面对,不过分害怕。一般来说,老年人在生命的后期,都会多少感受到死亡的脚步迫近,伴随着身体状况的逐渐恶化,会逐渐产生焦虑、抑郁或恐惧等心理变化。应该说,任何活着的人都会或多或少有对死亡的恐惧,但对于这一时期的老年人来说,这种恐惧感更甚,认为死亡可能就在眼前了。这时候,老年人往往有两种情况:直面焦虑,用乐观的心态坦然面对疾病和死亡,笑对人生;或情绪消极沮丧,甚至悲观等死。中国有句古话"哀莫大于心死"。一个人的心态、情绪会影响健康。心理学认为恐惧心理会影响人的生理,如果每天情绪紧张,老想着死的事儿,就会陷入一种自我折磨,从而心跳加快、血压升高、呼吸不畅,反而容易引发多种疾病。科学研究表明,心理状态与人的免疫功能水平有关。如果老年人过度关注疾病和死亡,情绪紧张,会导致免疫力下降,从而被疾病乘虚而入。所以,中国有句古话:"越怕死、死得越快",对于疾病瞻前顾后、担惊受怕,吃不好、睡不香,往往还会减寿。因此,老年人适度关注身体变化和疾病走向是对的,但如果造成心理问题,那就得不偿失了。

最后,老年人在生命后期,还是要多少找到一些精神寄托,让自己有点事儿干,这样也能消解疾病的痛苦和对死亡的恐惧。有的老年人,包括有的家属也有一种观点,老年人在生命后期,尤其是卧床之后,主要是吃饱睡好,脑子不要想太多的东西。其实,这是只重视老年人的物质生理需求,而忽略了老年人的精神需求。人是社会的动物,老年人要想晚年生活质量高,就要找到生命和精神寄托,做一些力所能及的事情。在老年后期,尤其是对于长期卧床的老年人而言,对家人歉疚,担心自己无用,担心成为负担是主要的精神压力来源。也有一些老年人,觉得自己成了无用之人,只求速死。这些其实都是不对的。老年人在生命后期的沟通是非常重要的。这种沟通可以有多种方式,几乎是所有老年人都可以实践的:一是对自己人生的回忆和怀念,像《钢铁是怎样炼成的》里面的保尔·柯察金说的那样,"当他回首往事的时候,不会因虚度年华而悔恨,也不会因碌碌无为而羞愧,这样在临死的时候,他才能够说:'我的生命和全部的经历,都献给世界上最壮丽的事业——为人类的解放而斗争'。"一个老年人的一生不一定是波澜壮阔的,但一定有着美好时光的记忆,回首往事,常常能让老年人充满温情和幸福感。二是通过电视、广播与外界沟通。老年人只要视力、听力允许,还是应该多了解外面的事情,这样才能有生活的真实感。三是与他人的沟通,应当常常和儿孙辈说说话、聊聊天。现在手机视频聊天很便利,可以经常和家人、老友视频聊天,不在乎聊了什么,重要的是寻找存在感。如果有的老年人年轻的时候有很多故事,也可以给晚辈说说,以口述的方式讲一讲自己的人生,哪怕是断断续续地讲,也能让老年人获得极大的满足感,从而排遣疾病的苦痛和对死亡的恐惧。

第三章 保持健康的生活方式

当我们有健康问题时,往往想到的是去看医生,因为医生可以帮助治疗疾病,控制疾病的进程。但是,一个人的健康主要是通过健康饮食、积极锻炼身体、不接触上瘾性物质、注意安全性行为等健康的生活方式实现的。因为,在影响健康的主要因素中,遗传是先天的,目前无法改变。环境和医疗条件,单靠个人力量也是无法改变的,而在影响健康的因素中占60%左右的生活方式,是我们可以依靠自己的意志改变的。健康生活方式完全是靠我们自己来实施的。所以,我们要成为健康的第一责任人,我的健康我做主,我的健康我负责。

生活就是一系列的选择。有些选择很重要,有些则不然。选择对健康有深远的影响。中老年妇女在自己的一生中,已经养成了一定的生活习惯,有些对健康是有益的,有些可能是不利的。要改变那些不利于健康的生活习惯,必须有耐心,循序渐进。若目前身体十分健康,且想保持这种状况,需要遵照本章的建议,践行这些最佳的健康生活方式,就能真正地保护自己的身体,让自己活得更健康、更长寿。

健康的生活方式还包括要及时发现自己的健康问题,定期对身体进行检查并接受某些健康筛查。后面有专门章节介绍如何定期做健康检查。

第一节　中老年妇女的健康饮食

　　人类自胎儿形成及出生后的整个生命全过程中,营养与健康息息相关。食物给身体提供了必要的营养物质,用于产生热量、修复受损组织、促进组织生长、维持正常生长代谢。从生理学角度来说,这些营养素包括碳水化合物、脂肪、蛋白质、维生素、矿物质、膳食纤维和水。这些营养素要在体内达到一定量才能发挥作用。机体的各种功能都离不开营养素的作用。

　　性别和年龄不同,对某些营养素的需求有所不同。中老年期的妇女可能对钙和铁等一些营养素要求要大。另外,年龄增大带来的身体结构和功能的变化会改变对某些营养素的需求。这些改变主要涉及牙齿、唾液腺、味蕾、咀嚼肌、胃酸分泌的量和胃的蠕动。除此之外,慢性便秘导致的胃食管功能减退会使老年人食欲减退。影响老年人食欲的另一个因素是身体基础消耗量的减少。一旦能量需求量减少,机体对食物的需求感也相应减弱。而且随着年龄增长,运动水平也逐渐下降。对老年人来说,由于对热量需求减小,营养价值而非热量(卡路里)供给是选择摄入食物时重要的考虑因素。

　　1. **饮食与营养**　人体需要从食物中摄取至少 40 种营养物质,以保证身体正常运转。消化时,食物分解成营养物质,被身体吸收,随着血液流动,输送给身体所有的细胞。一般将营养物质及纤维素等其他基本成分分为六大类。

　　(1) 水:人体体重的 70% 是水。通常认为水不是营养物质,事实上,它不但是营养物质,且对我们的健康十分重要。水是大部分细胞最主要的成分。它能把养分送给细胞,同时带走细胞代谢的废物。水还能调节我们的体温。

　　在排尿、排便、排汗及呼吸过程中,体内的水分会丧失。要补充失去的水分,女性每天需要饮 6～8 杯水。这里指的是所有的饮品及食物中含水总量。像茶、咖啡等含咖啡因的饮品以及用作利尿剂的可乐会让我们失去水分,酒精也有同样增加身体对水分需要的作用。水果、蔬菜、果蔬汁及牛奶等不含咖啡因的软饮料是饮食中很好的水分来源。

剧烈运动、怀孕、处于哺乳期或常处于高温环境中,就需要喝更多的水。多喝水是一种好习惯,最好多喝白开水,少喝饮料和咖啡。

(2) 碳水化合物:指面包、面食、米饭、干豆、豌豆、土豆、谷物和糖等食物中含有的淀粉或糖类,能提供能量。碳水化合物给机体提供基础热能。1 克碳水化合物产生 4 千卡(1 kcal＝4.18 kJ)热能。一个人平均每天需要 8368 kJ(2000 kcal),其中 45%～65%〔约 5020.8 kJ(1200 kcal)〕来源于碳水化合物。但是,年龄、性别和活动水平都会影响一个人每天的能量需求。一位中老年妇女,如果每天只从事轻度的身体活动,需要大约 8368 kJ 的热量;如果是中度活跃的身体活动,需要 8368～10041.6 kJ(2200～2400 kcal)的热量;如果是重度活跃身体活动,则需要 10041.6～11715.2 kJ(2400～2800 kcal)的热量。

碳水化合物根据糖单位的数量分类,大致有 3 种:①单糖,含有 1 个糖单位,如葡萄糖、血糖;②双糖,含有 2 个糖单位,如蔗糖、果糖;③多糖或淀粉,由超过 2 个糖单位组成。淀粉主要存在于蔬菜、水果及谷物中,提供更为全面的营养,因为绝大部分淀粉来源中都含有大量的维生素、矿物质、蛋白质和水。食用纤维也是一种多糖。后文介绍的饮食推荐中,淀粉都发挥了重要作用。

近年来发现,糖的过多摄入会带来一系列健康问题,包括肥胖、矿物质缺乏、行为异常、龋齿、糖尿病和心血管疾病。

饮食中大部分的糖是无形中摄入的。例如,它是一些物质如番茄酱、沙拉酱、烤肉、蔬菜及水果的成分,它们都是高糖、高果糖的食物。

第一章

第二章

第三章

第四章

第五章

第六章

38

淀粉是由糖单位组成的长链有机物,但是淀粉并不是"高糖"食物,通常所指的高糖食物是指复杂碳水化合物或高密度食品。真正的淀粉是饮食性碳水化合物的重要来源之一。进食这些淀粉是有益健康的,因为这些淀粉来源中也包含了机体所需的维生素、矿物质、植物蛋白和水分。

(3) 蛋白质:蛋白质可以分解成氨基酸,对人体十分重要,有助于人体组织的建立、修复和维持。人体需要蛋白质来修复受损细胞,调节身体功能。

蛋白质是由氨基酸链组成的。人体需要的氨基酸有 20 种,其中 9 种不能通过自身合成,需要从膳食中摄取。当一种蛋白质食品包含这 9 种氨基酸时,被称为完全性蛋白质食品。它常见于动物食品中,如牛奶、肉类、奶酪和鸡蛋。当一种蛋白质食品含有的氨基酸不能涵盖这 9 种时,被称为不完全性蛋白质食品,如谷类、蔬菜及豆制品。对于一些限制动物食品的人、素食者或是严格限制肉、蛋等食物的人来说,如何获取人体必需的这 9 种氨基酸是非常重要的。为了获得这些氨基酸,他们需要仔细地选择植物性制品并合理搭配。下面给出一些搭配的例子。

葵花籽—豌豆

菜豆—大麦

豌豆—谷物

红豆—粳米

芝麻—黄豆

黑豆—大米和花生

豌豆—粳米

谷物—芸豆

当饮食中缺乏一种甚至几种必需氨基酸时,人体会逐渐发生病变。大豆含有与动物蛋白类似的优质蛋白质,而且大多不含胆固醇和饱和脂肪酸,能够降低血脂,减少心脏病的发病危险。

蛋白质维持人体组织的基本结构和生长。当饮食满足不了人体热量的需要时,蛋白质会被分解并转化成葡萄糖以提供热量。人体自身蛋白质的丢失会影响组织的生成和修复。蛋白质是体内各种激素和具有生物活性的酶,能辅助人体保持酸碱平衡,也可以被转化成热量。

肉类、禽类、鱼类、蛋类、牛奶、奶酪、酸奶、豆制品、豆类、种子及坚果都含有丰富的蛋白质,而谷物、蔬菜里也含有少量蛋白质。对于既富含蛋白质又高脂肪的食物,如肉类和奶酪,摄入要适量。

营养学家建议,总热能的 12%～15% 应来源于蛋白质,尤其是植物性蛋白。每天膳食中成年女性的推荐供给量(recommended daily allowance,RDA)为 46 克蛋白质,即一块扑克牌大小的鸡胸肉。随着生活水平的提高,大部分人摄入的蛋白质量都过多。如果没有用来锻炼以增加肌肉,多摄入的蛋白质就会随尿液排出体外。

(4) 脂肪:脂肪是饮食中重要的营养素,能产生大量热能[1 克产热 37.6 kJ(9 kcal)],增加食物的饱足感和口感。脂肪还能携带维生素 A、维生素 D、维生素 E、维生素 K。如果没有脂肪,这些维生素就无法被消化而排出体外。脂肪还能维持体温恒定。脂肪(固态)和油(液态)含有高能量,比其他营养物质含有的能量都高,每汤匙有 564.84 kJ(135 kcal)。[一汤匙碳水化合物和蛋白质只有 251.04 kJ(60 kcal)]。

所有的食用脂肪根据化学组成分为 3 种:饱和脂肪酸、单不饱和脂肪酸和多不饱和脂肪酸。这 3 种脂肪与心血管疾病关系紧密。饱和脂肪酸常存在于动物脂肪和某些植物油中,应该减少摄入,包括经加工后的反式脂肪酸。有些脂肪富含 ω-3 脂肪酸,其主要存在于鱼

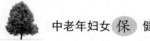
类和亚麻籽油中,能预防动脉粥样硬化及如关节炎之类的炎症。

脂肪的食物来源除烹调油外,在动物性食品和坚果类食品中含量也很丰富,其他食物中也有微量脂肪。畜禽等动物脂肪中饱和脂肪酸和单不饱和脂肪酸含量较多;植物油所含的脂肪酸以不饱和脂肪酸为多,必需脂肪酸主要来源于植物油。动物内脏和蛋类胆固醇含量较高。我们不能过多食用富含胆固醇和饱和脂肪的食物。宏量营养素可接受范围(AMDR)规定成年人脂肪摄入占每日总能量的20%~30%,饱和脂肪酸占每日总能量应<10%,n-6 多不饱和脂肪酸占每日总能量 2.5%~9.0%,n-3 多不饱和脂肪酸占每日总能量0.5%~2.0%,二十碳五烯酸(EPA)+二十二碳六烯酸(DHA)为0.25~2.0 克/天。

下面介绍几种常听到的食品内含有的脂肪相关物质。

1) 胆固醇:胆固醇水平越来越受到人们的关注。胆固醇最初是在动物体内发现的,是存在于细胞内的脂肪样白色物质。目前,尚未在任何蔬菜中发现胆固醇,因此宣称不含胆固醇的花生酱和人造黄油本身就不含胆固醇。胆固醇被用来合成细胞膜,同时也是合成胆汁酸和性激素的起始物。尽管膳食中有胆固醇的摄入,如虾、贝类、动物脂肪及牛奶中的胆固醇,但我们其实不需要从外界摄入胆固醇,肝脏可以合成足够的胆固醇满足人体需要。需要注意的是,一些富含胆固醇的食物可以同时给人体提供其他重要的营养物质,因此,还是应将其保留在健康饮食食谱中。研究证明血液中高胆固醇是心血管疾病的一个风险因素。肝病、肾衰竭、甲状腺功能减退及糖尿病等许多疾病可以导致体内胆固醇水平升高。在不注意饮食的情况下,某些药物(如一些利尿剂)也会提高血液中胆固醇水平。有证据表明饱和脂肪酸的摄入可能增加血浆胆固醇水平。目前,营养学家建议胆固醇摄入应不超过 300 mg/天,即来源于脂肪的热量不应超过摄入总热量的 20%~35%,且大部分脂肪为单不饱和脂肪酸和多不饱和脂肪酸,并应尽可能减少反式脂肪酸的摄入。

2) 反式脂肪酸:反式脂肪酸是1个世纪前由食品化学家发明的,作为黄油的廉价替代品。如今在饼干、蛋糕、炸薯条等方便食品中都有反式脂肪酸,可用于改善食物口感、保持鲜味。肉类及奶类制品中也含有少量自然反式脂肪酸。反式脂肪酸的作用类似饱和脂肪酸,可提高低密度脂蛋白血胆固醇的含量,并降低高密度脂蛋白血胆固醇的水平。反式脂肪酸对人体非常有害,比饱和脂肪酸对人体的害处还大,因为它们会提高(有害)低密度脂蛋白胆固醇水平,且降低(有益)高密度脂蛋白胆固醇的水平,这会增加患心脏病、脑卒中及过早死亡的风险。这就是营养师建议食用黄油而不是人造黄油的原因。为减少反式脂肪酸的摄入,必须检查食物成分标签上是否有"部分氢化植物油"。蛋糕、饼干、快餐、人造黄油及植物油制的起酥油以及油炸食品等食物中都含有氢化植物油成分。若食品标签印有"起酥油""部分氢化""氢化油"等字样,那这种食品反式脂肪酸含量就很高。我们要尽量选择反式脂肪酸含量少的食物。

3) 低脂食品:低脂和低热量并不是一回事,但人们经常将两者混为一谈。脱脂、低脂、减脂食品已流行多年,因为人们认为这些食品可以放心地想吃多少就吃多少。这种想法其实是错误的,每单位脱脂或低脂产品所含热量即使不高于一般食品,那也至少一样多。例如,2大汤匙脱脂焦糖调料含有热量161 kJ(103 kcal),与家庭自制黄油焦糖调料热量相当。与含脂食物相比,脱脂食物缩短人体的饱腹感。因此,人们会食入更多的脱脂食物,从而摄入更多的热量。通常,脂肪含量越低,价格越贵。因为食品行业认为人们愿意为贴有脱脂或低脂标签的食品支付更高的价格。

4) 棕榈油等热带产的油:尽管相同质量的烹饪油(如黄油、猪油、人造奶油)都含有同样的热量[37.6 kJ(9 kcal)/克],但其中有些油中饱和脂肪酸的百分比高于一般食用油。如可可脂、棕榈油、棕榈

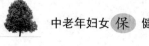中老年妇女 保 健

第一章

第二章

第三章

第四章

第五章

第六章

42

果壳等热带产的油。以可可脂为例,其中 92% 是饱和脂肪酸。这种油存在于大量的食品中,包括快餐、饼干、小甜饼、人造奶油和早餐谷类棒。当选择食物时,请仔细参考包装上的成分说明。

(5) 维生素和矿物质:

1) 维生素:维生素是人体需要但又不能在体内自动生成的物质。它们能促进体内细胞的化学反应,还能帮助我们消化所摄取的食物。每种维生素都有各自的作用,调节不同的身体功能。人体所需的基本维生素有 13 种,可以分为两大类:脂溶性维生素和水溶性维生素。

水溶性维生素包括 B 族维生素和维生素 C。大部分过量的水溶性维生素会通过尿液排出。脂溶性维生素包括维生素 A、维生素 D、维生素 E、维生素 K。过量摄取的脂溶性维生素会被储存在体内富含脂肪的组织内。人体可以储存并消耗大量的脂溶性维生素,尤其是维生素 A 和维生素 D。例如,在富含脂肪的肝脏中,有很多储存这类维生素的小单元。

由于水溶性维生素在水中能够迅速溶解,因此在新鲜水果和蔬菜的准备过程中应防止维生素流失。做菜时不要过度烹调新鲜蔬菜,蒸或煮的时间越长,蔬菜中水溶性维生素流失得越多。我们可以将蒸煮蔬菜的水保存下来以供饮用或烹饪使用。另外,在微波炉中烹饪比在炉子上烹饪更能保留蔬菜中的维生素。

获取所需维生素的最佳方法是食用多种纯天然食品。比如,蔬菜、水果和全谷物。尽管对某些人来说,食用维生素补充剂有益处,但大部分营养专家还是建议通过食用健康食品来吸收维生素和矿物质。

强有力的证据表明,常食用富含维生素食物的人比那些不常食用的人要健康。我们可以通过增加食用富含维生素的食物,来增加维生素的摄入量。只要常规进食且不挑食的人都可以从食物中得到

足够的维生素。人们通常认为服用大剂量的维生素 C 能够改善健康,恰恰相反,使用大量的维生素 C 膳食补充剂会增加肾脏负担,可能引起肾结石和腹泻。太多的烟酸、维生素 B_6 和叶酸对人体是有害的。

2) 矿物质:人体大约 5% 由无机物矿物质组成。矿物质的功能首先是作为机体的结构组分,如牙齿、肌肉、血红蛋白和激素等。它们在调节体内生理活动方面也是很关键的,可以帮助调节体液平衡、肌肉收缩、神经冲动,对骨骼和牙齿的健康发育十分重要。至今发现对人体有益的矿物质有 21 种。主要矿物质大量存在于人体组织中,如钙、磷、硫、钠、钾及镁。微量元素是在人体中微量存在的矿物质,如锌、铁、铜、硒及碘。人体对微量元素的需要量也很少,每天需要量不足 20 毫克,但是微量元素对维持健康起重要作用。

同维生素一样,获取人体所需的矿物质的最佳方法是保证饮食均衡,多食用水果、蔬菜和全谷物。像钙这样的重要矿物质对减缓中老年妇女骨质流失、预防骨质疏松十分重要。因此需要选择富含钙质的饮食,保证每天摄入 1000~1500 毫克的钙。若从膳食中得不到足够的钙质,可以服用钙片。

(6) 纤维素:纤维素不是营养物质(因为人体无法消化和吸收),但由于它能帮助大肠排出体内垃圾,所以对人体有益。

纤维素多存在于植物中,全麦、水果、蔬菜、豆类、坚果及种子中含有的人类不能消化的物质中,有一部分就是纤维素。它被食用后通过消化道而不会被分解吸收,最终以原形排出。所以,谷物、水果、蔬菜给我们提供了大量膳食纤维。

根据溶解性差异,纤维素可分为两类:非水溶性纤维和水溶性纤维。非水溶性纤维一般存在于麦麸、全麦和蔬菜中。它能减少消化道的水分吸收,从而使大便软化,促进胃肠蠕动,减少大便在肠道内停留的时间,有助于排便。水溶性纤维素一般存在于豆类、燕麦、大

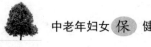
中老年妇女 保 健

第一章

第二章

第三章

第四章

第五章

第六章

44

麦、水果和蔬菜中。它可溶于水,可在肠中形成凝胶,以胶状形式附着在胆固醇容易附着的肠道和胆道上,减少身体对胆固醇的吸收,所以水溶性纤维素可以降低血脂。

人体需要多少纤维素呢? 成人每天应摄入 25～35 克纤维素。纤维素有很多益处,包括控制食欲,防止在胃已满时吃得过多,需要较多的咀嚼,在胃里停留时间较长,吸收水分,增加饱腹感。纤维素还可以减少肠道对糖类的吸收从而稳定血糖,以及减缓对食物中脂肪的吸收。摄入适量纤维素对于减少一些疾病的发生具有重要作用,因为纤维素可以降低低密度脂蛋白胆固醇含量,还可防止心血管疾病,而非水溶性纤维则可以防止结肠癌。

近来,人们开始关注 3 种水溶性纤维:燕麦麸、螺旋藻(一种水生植物,藻类)、米糠,因为它们均能降低血脂。

通过食用燕麦可以降低高胆固醇者的血脂,平均可降低 5～6 个百分点。为了达到这个效果,每天食用燕麦的量大约要达到一大碗燕麦,或 3 份以上全麦粥。燕麦可以制成许多食品,如汉堡包、煎饼等。

2. 合理膳食　食物没有"好""坏"之分,但长时间选择某些食物,可能会对身体产生不好的影响。饮食均衡才能保持健康,不过真正做起来却复杂得多。

有些食物,若食用有节制,就对我们有好处;若食用过量,则会有坏处。红肉就是典型的例子,它富含铁,但又常含有大量饱和脂肪酸,所以要有节制地食用。

偶尔吃些不健康的食物,对身体并没有什么坏处。因为这些食物并不像那些有毒物质,吃一口就会让我们生病。关键在于常年吃某些食物就会影响健康。让那些从不吃巧克力蛋糕的人试着吃一口,就可以证明这一点。但经常食用蔬菜、谷物、水果等含纤维素、维生素、矿物质的食物,我们会从中受益。

中老年妇女 保 健

第一章

第二章

第三章

第四章

第五章

第六章

45

健康饮食不仅要均衡多样,还要多吃有利于健康的食物,尽量避免那些会增加患心脑血管疾病、癌症和糖尿病风险的食物。当然,我们要吃含有蛋白质、碳水化合物、脂肪的食物,但研究表明其中一些营养物质比另一些更利于我们的健康。以下建议可以帮助我们选择健康的饮食(图 3-1)。

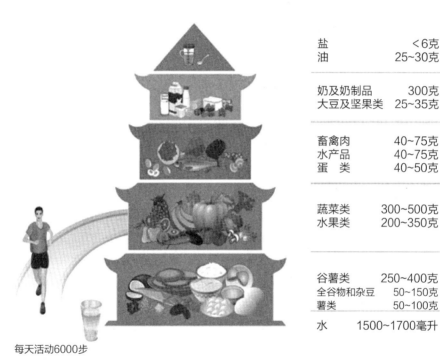

盐	<6克
油	25~30克
奶及奶制品	300克
大豆及坚果类	25~35克
畜禽肉	40~75克
水产品	40~75克
蛋 类	40~50克
蔬菜类	300~500克
水果类	200~350克
谷薯类	250~400克
全谷物和杂豆	50~150克
薯类	50~100克
水	1500~1700毫升

每天活动6000步

图 3-1　中国居民平衡膳食宝塔(2016)

少吃"坏"脂肪,多吃"好"脂肪。有些脂肪有好处。饱和脂肪酸和反式脂肪酸是不健康的脂肪,会增加体内的胆固醇水平。红肉、黄油、全脂牛奶、其他奶制品、牛肉及饼干和蛋糕等包装食品中这两种脂肪的含量最高。多年来,大家都认为饱和脂肪酸不好,其实反式脂肪酸也不健康。

但是也不能什么脂肪都不吃,有些脂肪对健康有益,因为有些膳食脂肪,是身体需要的,但又不能在体内合成,所以十分重要。蔬菜

第一章

第二章

第三章

第四章

第五章

第六章

46

和鱼类制品中多含有如多不饱和脂肪和单不饱和脂肪这样的好脂肪。所以若身体每日 30% 以上的能量来自好脂肪,就没有问题。

有两种好脂肪尤其重要,分别是 $\omega-3$ 脂肪酸和 $\omega-6$ 脂肪酸。鱼类、坚果、亚麻仁、菜籽油、非氢化豆油中都含有 $\omega-3$ 脂肪酸。有证据表明 $\omega-3$ 脂肪酸能预防动脉粥样硬化(所以可以预防心脏病、脑卒中这两个人类健康最大的"杀手"),预防导致猝死的心律不齐以及如红斑狼疮、风湿性关节炎等自身免疫疾病。$\omega-6$ 脂肪酸也对健康有益。

20 世纪八九十年代所倡导的低脂饮食,让人们拒绝吃坚果等含有"好"脂肪的食品,而用如炸土豆条等含有较多糖分的食品来代替。这是个严重的错误,因为大部分人吃的是精制碳水化合物,它们常隐藏"坏"脂肪。

少吃精制碳水化合物,多吃全麦碳水化合物。和上面讲述的脂肪一样,碳水化合物也有健康和不健康之分。我们从膳食中摄取的大部分健康碳水化合物,来自全麦食物、蔬菜和水果。

白面包、精白米、精白面、土豆都含有大量不健康碳水化合物。它们的血糖指数高,因此食用过后,糖分吸收的速度很快,血糖会突然升高。若日常选择的食物血糖负荷高,会增加患糖尿病、心脏病的风险,也会使体重增加。

选择更加健康的蛋白质来源。人们早就意识到把红肉当作主要蛋白质来源并不好,因为红肉含有很多饱和(不健康)脂肪酸。

目前,科学家在研究大豆、扁豆、黄豆及坚果等所含的植物蛋白是否比肉中的动物蛋白更健康。尽管没有足够的证据证明植物蛋白比动物蛋白更健康,但是我们仍有足够的理由去选择富含植物蛋白的食物。

要多吃水果和蔬菜,但应少吃土豆。水果和蔬菜比例较高的膳食对身体大有裨益,可以降低血压、减少心脏病发作和脑卒中的风险,还能预防多种癌症。但是因为土豆血糖指数高,所以没有其他蔬菜、水果那么健康。

蔬菜、水果除了能提供维生素 B_2、叶酸等,几乎是膳食中维生素 C 的唯一来源。深绿色叶菜如油菜、小白菜、芥菜、绿菜花中所含胡萝卜素、维生素 B_2 和钙比浅色蔬菜如冬瓜、萝卜及西葫芦等高出几十倍,蔬菜中的辣椒、苦瓜等及水果中的鲜枣、猕猴桃、山楂、橙类含有很多维生素 C,比香蕉、桃及李子高出 10 倍。蔬菜、水果中的膳食纤维有通便、降血脂以及抗癌的作用;蔬菜、水果还具有抗氧化作用,能清除体内自由基,对中老年妇女的健康十分有益。

对于仍处于经期的妇女,经血会带走体内很多铁元素。这时,最好多吃些富含铁元素的食物。若膳食中富含铁元素,但检查发现体内铁元素偏低,吃些铁增补剂比较有益。处方类铁增补剂比非处方类增补剂有效。不过具体怎么吃,需向医生咨询。

妇女绝经后,雌激素的分泌急骤减少,伴随着骨密度下降和尿钙排出增加,骨质疏松发病率比同龄男子高出数倍。因此,绝经妇女采用雌激素补充治疗者每日宜摄入钙元素 1 000 mg,不用雌激素治疗者宜摄入 1 500 mg。中国营养学会推荐的每日钙摄入量为 800 mg。钙的最佳来源是奶类,其次是深绿色叶菜、豆类及虾皮等。若饮食中钙质不够,也可以服用钙片。维生素 D 可以促进钙的吸收,故在给中老年妇女补钙时补充适量维生素 D 是必需的。当然,若在青春期和成年早期摄入足够的钙质(每日 1000~1500 毫克),可以保证我们在更年期之前有强壮的骨骼。

下面介绍如何在每日的饮食中增加膳食纤维:

(1) 用麸皮、全麦面包、谷类等代替精白面粉食品。

(2) 多吃新鲜水果和蔬菜,少喝果汁,因为它们的纤维素含量少。

(3) 吃苹果、桃子、番茄及胡萝卜时,最好连皮吃,因为果皮中含有纤维素,但皮要洗干净。

(4) 在日常饮食中增加膳食纤维时,要循序渐进,让身体慢慢接受。如果突然增加饮食中膳食纤维的量,可能会导致胀气和腹泻。

(5) 多喝水。要增强膳食纤维的功效,就需要喝足够的水。若只增加纤维素的摄入量,但不增加饮水量,就会引起便秘。

第二节　身　体　活　动

一、概述

(一) 身体活动的概念

身体活动也称体力活动,它不仅是我们平时讲的锻炼,也包括由骨骼肌收缩导致机体能量消耗明显增加的各种活动。根据人们的日常生活安排及身体活动的特点和内容,身体活动可以分为 4 类。

1. **职业性身体活动**　指工作中的各种身体活动。职业及工作性质不同,工作中的各种身体活动消耗能量也不同。

2. **交通往来身体活动**　指从家中前往工作、购物、游玩地点等往来途中的身体活动。采用的交通工具不同,如步行、骑自行车、乘坐公共汽车、地铁或自驾车等,身体消耗能量也不同。

3. **家务性身体活动**　指在院子里或者室内进行的各种家务劳动。手洗衣服、擦地等活动消耗能量较大;做饭、清洁台面、用吸尘器吸尘等消耗能量较小。

4. **闲暇时间身体活动**　指专门抽出时间有计划、有目的地进行的运动锻炼(exercise)。运动锻炼是为了增进健康水平或增强体适能而进行的有计划、有组织、强度较大的重复性身体活动。因此,运动锻炼不等同于身体活动,它只是身体活动的一种类型,身体活动所涵盖的内容更为广泛。

（二）身体活动的益处

身体活动对健康的影响取决于它的类型、强度、时间、频度和总量。同时,身体活动的健康效益也遵循以下原则:①平常缺乏身体活动的人,如果能够经常(如每周 3 次以上)参加中等强度的身体活动,其健康状况和生活质量都可以得到改善;②强度较小的身体活动也有促进健康的作用,但产生的效益相对有限;③适度增加身体活动量(时间、频度及强度)可以获得更大的健康效益;④不同的身体活动类型、时间、强度、频度和总量促进健康的效应不同。

中等强度的身体活动如 4～7 km/h 的快走和小于 7 km/h 的慢跑,是目前研究最多、最充分的有效活动强度。大多数身体活动促进相关的政策、指南和建议均推荐中等强度作为有益健康的身体活动水平。每个人的中等强度的身体活动程度是不同的,如何判断是否达到了中等强度的身体活动? 一般来说,当感觉到心率增加(但不是太快)、呼吸频率增加(但不能上气不接下气)以及微微出汗(不能大汗淋漓),三种之中有一种表现,就可以说是中等强度的身体活动。已有充分的研究证据表明,30 分钟中等强度身体活动,可以降低心血管病、糖尿病、结肠癌和乳腺癌等慢性病的风险和病死率。近年来一些研究显示,强度更大的身体活动具有更强的促进健康和预防疾病作用;低强度活动对心血管病等慢性病的预防作用证据不足,但是这些活动可以增加能量消耗,有助于体重控制。延长活动时间也可以获得更大的健康效益。

身体活动对心血管、呼吸、代谢、骨骼、肌肉等器官和组织的功能改善和健康效益,有赖于长期坚持。日常生活中经常参加中等强度身体活动的人群,心血管病、糖尿病及肿瘤的患病率和病死率均低于不经常参加身体活动的人群。同时,机体在重复一定强度的活动过程中所产生的适应性,也可降低发生运动意外伤害的风险。

身体活动总量是决定健康效益的关键。每周 150 分钟中等强度

中老年妇女 保 健

第一章

第二章

第三章

第四章

第五章

第六章

50

或 75 分钟高强度的身体活动总量可以增进心肺功能、降低血压和血糖、增加胰岛素的敏感性、改善血脂、调节内分泌系统、提高骨密度、保持或增加瘦体重、减少体内脂肪蓄积、控制不健康的体重增加等。这些作用的长期结果是可以使冠心病、脑卒中、2 型糖尿病、乳腺癌和结肠癌的发病风险降低 20％～30％；也有助于延长寿命,预防高血压、骨质疏松、肥胖和抑郁症,增加骨密度,改善骨关节功能、缓解疼痛；对缓解健康人焦虑和抑郁症状、延缓老年人认知功能下降也有一定帮助。身体活动总量增加到每周 300 分钟中等强度或 150 分钟高强度,可以获得更多的健康效益。对于身体素质好并能够长期坚持的人,更大活动量是否可以获得更大的健康效益,尚缺乏充分证据。因此,根据目前的科学证据,特别强调身体活动强度应达到中等及以上,频度应达到每周 3～5 天,或高强度活动至少每周 3 天。

目前,对日常生活中的身体活动,如家务劳动等与生活方式有关的身体活动是否能降低疾病风险的有力证据还不多,但增加这些活动可以增加能量消耗,不仅有助于体重的控制,对改善老年人健康和生活质量也有作用。交通出行有关的身体活动,如步行或骑自行车,通常可以达到中等强度,具有健康效益。业余休闲时间的运动锻炼不仅具有健康效益,还可以增加身体活动的乐趣。大量研究证实这类活动具有促进身心健康和预防慢性非传染性疾病的作用。

（三）身体活动推荐量

身体活动量通常采用国际身体活动量表和全球身体活动量表进行测量和评价。

身体活动量的 4 个等级如下所示。

1. 静态生活方式　也称缺乏身体活动,指 1 周中没有任何的中等强度或高强度身体活动。

2. 身体活动不足　指 1 周中的中等强度身体活动时间少于 150 分钟,或高强度身体活动时间少于 75 分钟。

3. **身体活动活跃** 指1周中的中等强度身体活动时间累积达到150～300分钟,或者高强度身体活动时间累计达到75～150分钟。

4. **身体活动高度活跃** 指1周中的中等强度身体活动时间累积超过300分钟。

为了增加身体活动的水平,促进健康和预防慢性非传染性疾病,世界卫生组织2010年发布了《关于身体活动有益健康的全球建议》,对各年龄组的身体活动量进行了推荐。身体活动包括在日常生活、家庭和社区中的休闲时间活动、交通往来(如步行或骑自行车)、职业活动(如工作)、家务劳动、玩耍、游戏、体育运动或有计划地锻炼等。目的是增进心肺、肌肉和骨骼健康以及减少非传染性疾病和抑郁症风险。

(1) 18～64岁成年人身体活动推荐:

1)每周至少150分钟中等强度有氧身体活动,或每周至少75分钟高强度有氧身体活动,或中等和高强度两种活动相当量的组合。

2)有氧活动应该每次至少持续10分钟。

3)为获得更多的健康效益,成人应增加有氧身体活动,达到每周300分钟中等强度或每周150分钟高强度有氧身体活动,或中等强度和高强度两种活动相当量的组合。

4)每周至少应有2天进行大肌群参与的增强肌肉力量活动。

以上建议也适用于该年龄组人群中患高血压、糖尿病等不影响活动的慢性非传染性疾病患者。孕妇、产后妇女和曾发生心血管事件者,在计划达到该年龄组的建议身体活动量之前,需要采取特别的预防措施并寻求医学咨询。

(2) 65岁及以上年龄组身体活动推荐:

1)老年人应每周完成至少150分钟中等强度有氧身体活动,或每周至少75分钟高强度有氧身体活动,或中等和高强度两种活动相当量的组合。

中老年妇女 保 健

第一章

第二章

第三章

第四章

第五章

第六章

52

2）有氧活动应该每次至少持续 10 分钟。

3）为获得更多的健康效益,该年龄段的老年人应增加有氧身体活动量,达到每周 300 分钟中等强度或每周 150 分钟高强度有氧身体活动,或中等强度和高强度两种活动相当量的组合。

4）活动能力较差的老年人每周至少应有 3 天进行增强平衡能力和预防跌倒的活动。

5）每周至少应有 2 天进行大肌群参与的增强肌肉力量的活动。

6）由于健康原因不能完成所建议身体活动量的老年人,应在能力和条件允许范围内尽量多活动。

二、制定和实施符合自身情况的健身计划

为了获得更好的身体素质,中老年妇女往往也会积极地开始实行健身计划。健身计划必须与自己的兴趣和能力相符合。那么,如何制订符合自身情况的健身计划呢?

以心肺功能训练为主要手段的健身计划可以通过多种运动来进行。只要选择的运动对心肺有充分的要求,就可能达到增进心肺功能的目的。除了参加游泳、跑步、骑自行车和有氧操之类的运动,很多人还选择快走,甚至重量训练(通常与有氧操相结合)。因此可以从多种运动中选择感兴趣的运动来进行心肺系统的锻炼。

心肺功能训练一般包括 6 个方面:运动方式、训练频率、训练强度、训练时间长度、耐力训练和柔韧性训练。

1. 运动方式 可以选择任何用到多组大肌群连续且有节律性的有氧运动。满足这些要求的运动有连续的游泳、骑自行车、有氧操、健身操、远足、散步、爬楼梯、跳舞和跑步。近来,水中有氧健身操成为一种日益流行的健身方式,因为它对于老年人、孕妇、伤员或残疾人士锻炼效果均较好。

不管选择哪种持续性运动,都应该有娱乐性。比如跑步,就不是每个人都喜欢的。选择一种你喜欢的运动。如果需要别人和你一起享受运动的乐趣,那么找一群朋友加入吧。也可以改变运动项目来防止厌倦。例如,夏天骑车,秋天跑步,冬天游泳,春天打壁球。

2. **训练频率** 指每人每周应该参加运动的次数。建议每周 3～5 次。对大多数人来说,每周运动 5 次以上并不能使运动水平有明显提高。同样地,每周平均 2 次运动对提高心肺功能也没有帮助。因此,尽管每周 2 次骑车会带来很多乐趣,但是心肺健康水平不一定能有所提高。

3. **训练强度** 应该为一项运动投入多少能量? 应该快跑、慢跑,还是以一种舒适的节奏游泳? 必须充分流汗才能达到健身的目的吗? 这些问题都可以归类为训练的强度。

健康成年人运动时心率要达到最大心率的 65％～90％(最大心率＝220－年龄),这个强度称为靶心率(THR),是指要使运动对心、肺、血管产生积极的影响,心脏每分钟需要收缩的最少次数,这种提高称为"训练效果"。但是,对于中老年妇女而言,靶心率不应超过每分钟 120 次。

计数心率的过程并不复杂。在身上找一处动脉搏动接近皮肤表面的位置。静脉虽然比动脉更表浅,但是很难通过触摸静脉的搏动来计数心率。身上有两个位置很容易触摸脉搏,颈动脉(在颈前的气管两侧各有 1 支)和桡动脉(手腕的内侧,拇指根部)。将示指和中指的前表面置于这两个位置中的任何一个来感觉搏动。一旦感觉到规律的搏动,就看一下手表的秒针,计数 10 秒内的搏动次数,乘以 6,得到的这个数值就是心率。经过简单的练习就能熟练地计数心率了。除了心率,上面介绍的呼吸频率增加或微微出汗也是测量身体活动强度的简单方法。

4. **训练的持续时间** 建议训练的持续时间为 20～60 分钟持续或间歇性的有氧运动。一天之中,以 10 分钟为一段的间歇性运动可以累加,这对于不能在一天中抽出一整块时间来参加运动的人特别有用。然而,对于健康成年人,建议以中等强度运动较长时间,比如30分钟到1个小时。如果以更高的强度锻炼,持续时间可以稍短一些,比如20分钟或更长。健康状况差或者有疾病的成年人应咨询健康顾问或者医师,以决定训练的时间长度。

5. **抗阻力训练**　建议每周以中等强度进行2~3次的增强肌肉力量训练。这样的训练能帮助我们发展并维持健康的身体组分——以去脂体重为关注的重点。抗阻力训练的目标不是提高心肺耐力,而是增强肌肉力量和耐力。对于一些患有2型糖尿病的个体,不推荐用太重的物体进行抗阻力训练,因为它会导致血压突然升高,会发生危险。

抗阻力训练由8~10个不同的练习重复8~12组组成。这些练习要包含身体的所有主要肌群(腿、手臂、肩、躯干和背部),而不应该局限于身体的某一个区域。推荐的形式为等张运动(渐进性抗阻训练)和等速训练(比如用弹力带作为工具)(图3-2)。对于普通人,抗

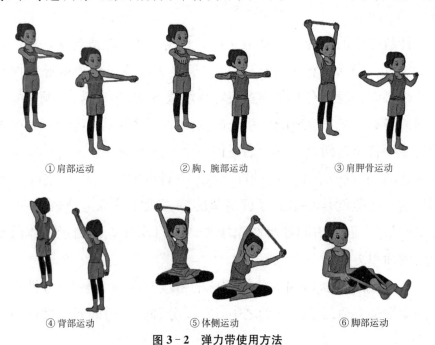

①肩部运动　　　　　②胸、腕部运动　　　　③肩胛骨运动

④背部运动　　　　　⑤体侧运动　　　　　⑥脚部运动

图3-2　弹力带使用方法

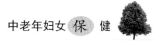

阻力训练应以中-慢速度进行,活动范围应充分,不要破坏正常呼吸。如果只做推荐练习中的一套,那么抗阻力训练花的时间并不多。如果时间允许,多做几套不同的练习效果会更好。

6. **柔韧性训练**　为加大并维持身体各个关节的活动范围,建议柔韧性训练应加入整个健身计划中。伸展运动可以与其他心肺训练或肌肉训练一起进行,也可单独进行。需要注意的是,如果单纯进行柔韧性训练,应在伸展运动前进行一个整体的热身运动(行走或骑脚踏车机)。对于绝大多数人来说,最好采用静态伸展运动。每周只要训练 2 次就可以改善身体的柔韧性。伸展运动可以每天安全地进行。一个柔韧性训练项目应该包括所有的主要肌肉和(或)肌腱群。伸展运动的强度可以定在感到轻度肌肉不适时(不应该是疼痛的,疼痛表明有地方出错了,这一点不应该被忽视)。在每个训练环节,每个伸展动作应持续 10～30 秒,并重复 3～4 次。一定要正常呼吸(在做伸展运动时不要屏气)。

7. **热身-正式锻炼-整理活动**　每个训练都包含三大基本内容:热身、正式锻炼和整理活动。热身运动应持续 10～15 分钟。在这段时间里,要开始做一些缓慢的、渐进的、与正式锻炼相关的舒适的运动。例如,步行或者慢跑。在逐渐增强心率的同时,身体的各个部分和各个肌群都应得到活动。在热身运动临近尾声时,所有的主要肌群都已经得到伸展。这种准备活动能防止运动过程中的肌肉损伤和关节扭伤。

热身运动是对接下来运动的一个适应过程。另外,它使我们有时间为正式锻炼做思想准备,想想早晨美丽的天空、五彩缤纷的树叶或今天将要会面的朋友。头脑热身具有心理效应,就像热身运动具有生理效应一样。

训练过程的第 2 步是正式锻炼,包含增强肌肉力量和耐力、心肺耐力及柔韧性。正式锻炼应该是量身打造的,但必须符合前面提及的指南。

　　每个训练过程的第 3 步是整理活动,包括 5～10 分钟的放松练习。例如,慢跑、散步和伸展运动。这些运动使身体放松下来并恢复到休息状态。缓和运动能帮助减少肌肉的疼痛不适。

　　8. 中老年妇女健康计划需要注意的问题　对于中老年妇女,特别是有心脏疾病史或家族史的人,在开始健身计划前需要检查身体。检查应包括心电图、血压和关节功能评估。中老年妇女自己尤其要学会如何在运动中监测心肺状态。

　　针对中老年妇女设计的健身计划应该包括缓慢开始的运动、频繁的监测,熟悉发生危险时的体征(心率过快、恶心、呼吸困难、面色苍白和疼痛);健身队友最好能掌握心肺复苏技术。健身计划中必须包含热身和整理活动。那些锻炼柔韧性的运动放在整个训练的开始和末尾是最有益的。须穿着舒适的衣服和鞋子,并且在思想上准备好享受这一系列的运动。

　　为中老年妇女设计的健身计划要与上面提出的标准基本相符。除了那些特别健康的中老年人,其他人靶心率不应超过每分钟 120 次。由于某些关节、肌肉或骨骼的疾病,某些运动可能要以坐位进行。感到疼痛和不适时必须及时咨询医生。

　　中老年妇女如果经过筛查后开展有合理监督的健身计划,很少会发生意外。当然,相对于有人监督的集体运动,某些中老年人更喜欢个人的健身运动。不论哪种选择都是有益的。

　　总之,要让运动成为自己生活的一部分。如走楼梯代替坐电梯、步行代替坐车等适度运动,即使每天做 5～15 分钟,对身体也有好处。对中老年妇女来说,每天锻炼时间保持在 30 分钟为最佳,而且每天锻炼不一定要求必须参加健身俱乐部或要拥有特殊的健身器材。开始的时候可以花 10 分钟拉伸身体,早晨、中午或晚上快走 20 分钟。无论采用何种锻炼方式,最重要的是每天都要动一动,坚持定期锻炼。高强度的运动可能更有效。简而言之,锻炼可以让我们活得更健康、更长寿。

第三节 不 吸 烟

烟草使用危害健康是不争的医学结论。烟草每年使全球 700 多万人失去生命,其中有 600 多万源于直接使用烟草,超过因艾滋病、结核、疟疾导致的死亡人数之和。此外,还有大约 89 万非吸烟者死于二手烟暴露。在 20 世纪,全球有 1 亿人死于吸烟相关的疾病。如果目前的流行趋势不得到控制,在 21 世纪,烟草造成的死亡人数将高达 10 亿。

烟草烟雾中含有至少 69 种已知的致癌物。这些致癌物可以引发机体内的关键基因突变,影响正常的生长调控机制,最终诱发癌变。已经有充分的证据表明,吸烟可以导致肺癌、口腔癌、鼻咽部恶性肿瘤、喉癌、食管癌、胃癌、肝癌、胰腺癌、肾癌、膀胱癌和宫颈癌。还有证据提示吸烟可以导致结直肠癌、乳腺癌和急性白血病。

吸烟对于呼吸道免疫功能、肺功能均会产生不良影响,引起多种呼吸系统疾病。有充分证据证明吸烟可以导致慢性阻塞性肺疾病和青少年哮喘,增加肺结核和其他呼吸道感染的发病风险。而戒烟后上述疾病的风险可以明显降低,并改善预后。

吸烟会损伤血管内皮功能,导致动脉粥样硬化的发生,使动脉血管腔变窄、动脉血流受阻,引发多种心脑血管疾病。有充分的证据表明吸烟可以导致冠心病、脑卒中和外周动脉疾病,戒烟可以显著降低这些疾病的发病率和死亡风险。

烟草烟雾中含有多种可以影响人体生殖和发育功能的有害物质。吸烟会损伤遗传物质,对内分泌系统、输卵管功能、胎盘功能、免疫功能、孕妇和胎儿心血管系统及胎儿组织器官发育造成不良影响。

第一章

第二章

第三章 ▶

第四章

第五章

第六章

有充分的证据说明女性吸烟可以降低受孕概率,导致前置胎盘、胎盘早剥、胎儿生长受限、新生儿低出生体重及婴儿猝死综合征。此外,有证据提示吸烟还可能导致异位妊娠和自然流产,以及男性勃起功能障碍。

吸烟可以导致髋部骨折、牙周炎、白内障、手术伤口愈合不良、手术后呼吸系统并发症,以及皮肤老化。幽门螺杆菌感染者可能发生消化道溃疡。有充分证据表明吸烟可以导致牙周炎和核性白内障。

此外,有证据提示,吸烟可能导致 2 型糖尿病,并且可能增加糖尿病患者发生大血管和微血管并发症的风险,影响疾病预后。

二手烟暴露能使非吸烟者的冠心病风险增加 25%～30%,肺癌风险提高 20%～30%。由于二手烟雾包含多种能够迅速刺激和伤害呼吸道内膜的化合物。因此,即使短暂地暴露,也会导致上呼吸道损伤,激发哮喘频繁发作,增加血液黏稠度,伤害血管内膜,引起冠状动脉供血不足,增加心脏病发作的危险等。二手烟可以导致新生儿猝死综合征、中耳炎及低出生体重等。

综上所述,吸烟是人类最大的可预防的致病、致死因素。我们首先要做到的是不吸烟。大部分人在 20 岁之前就开始吸烟,这也是禁止年轻人吸烟的原因,因为这样可以大大减少吸烟人数。如果吸烟,就要下决心戒烟。即使吸烟时间很长,只要停止吸烟,身体就会开始恢复,所以戒烟再迟也值得。但是吸烟者减少吸烟量并不降低其发病和死亡风险,也不能获得健康益处,只有戒烟才是降低健康危害的唯一方法。戒烟可以显著降低吸烟者的死亡风险。与持续吸烟者相比,戒烟者的生存时间更长。研究表明,与持续吸烟者相比,在 60 岁、50 岁、40 岁和 30 岁戒烟,分别能够延长 3 年、6 年、9 年和 10 年的预期寿命。戒烟可以降低肺癌、冠心病、慢性阻塞性肺疾病等多种疾病的患病风险,并延缓疾病进展,改善预后。吸烟的女性在怀孕前或怀孕早期戒烟,可以降低多种妊娠风险。任何年龄戒烟均可获益。

早戒比晚戒好,戒比不戒好。戒烟时间越长,健康获益越大。因此,即便是老年吸烟者,依然可以从戒烟中获益。值得说明的是,吸烟者减少吸烟量、选择细支烟、低焦油烟或者中草药卷烟等并不能降低其患病和死亡风险。戒烟是唯一的选择。

第四节　做好免疫接种

在过去 50 年中,重大疾病疫苗的接种对保护人类健康和预防疾病起到了非常重要的作用。很多人认为在儿童时期已经接种了疫苗,到了这个年龄就没有必要再接种疫苗了。其实,孩子要注射必须接种的疫苗,而成人也需要接种常规疫苗。接种疫苗是一个大概念,儿童期和成年期所接种疫苗的种类有些是相同的,有些是不同的。比如,儿童、老年人都是新冠病毒敏感人群。目前,我国已经有针对60 岁以上老年人的新冠病毒疫苗接种的指南了,为了保护自身的健康,为了在整个人群建立起免疫屏障,如果是适合接种新冠病毒疫苗的都应该接种。即使是一些有慢性病的老年朋友,只要病情属于稳定期,且在咨询医生得到许可的情况下,也可以接种新冠病毒疫苗。另外,有些疫苗是针对儿童期的规划免疫,成年人是没有必要接种的。但是,随着年龄的增长,人体免疫系统功能逐渐下降,有些感染性疾病对老年人的健康威胁更大。科学家也研制出了相应的疫苗,来预防相应的感染性疾病发生。除了上面介绍的新冠病毒疫苗外,下面介绍几种与中老年妇女相关的疫苗。

一、肺炎疫苗

肺炎链球菌感染是在世界范围内引起死亡的重要原因之一,且是肺炎、脑膜炎、中耳炎的主要病因。肺炎链球菌常寄生在健康人的鼻咽部,40％～70％的人带菌,当机体免疫功能降低时,就会乘虚而

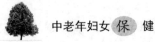
中老年妇女 保 健

第一章

第二章

第三章 ▶

第四章

第五章

第六章

60

入侵入肺部,造成肺炎。肺炎链球菌感染,一是来自自身带菌,当抵抗力降低时,肺炎链球菌向下呼吸道侵犯引起肺炎;二是被带菌者或患者传染,引起肺炎。老年人是肺炎的高危人群,由于身体各器官基础功能较差,心、脑、肾等重要器官的血流灌注不足,一旦出现肺炎,很容易造成多器官功能障碍,常见的如心律失常、心力衰竭及肾功能不全等严重威胁生命的并发症。

肺炎疫苗为"23 价肺炎链球菌多糖疫苗",主要预防肺炎链球菌引起的肺炎。接种疫苗是有效的特异性预防措施,具有极佳的卫生经济学价值。目前,成年人尤其是老年人普遍应用的预防肺炎链球菌疾病的疫苗主要是 23 价肺炎链球菌多糖疫苗。肺炎疫苗属于二类疫苗,不属于国家免疫接种规划内的免费接种疫苗。但我国部分城市已经为老年人免费提供肺炎疫苗的接种。年满 60 周岁的上海户籍人口,可以在居住地所在的社区卫生服务中心老年人肺炎疫苗接种门诊,免费接种 1 剂次 23 价肺炎链球菌多糖疫苗。既往接种过肺炎疫苗的老年人,一般不推荐复种。如有复种需求,需间隔至少5 年。

二、流感疫苗

流感是由流感病毒引起的一种急性呼吸道传染病,严重危害人群健康。流感的特点是突然发热、头痛和肌肉酸痛、疲劳、干咳和咳嗽;也可能出现肠道症状,如恶心和呕吐。流感病毒在人与人之间主要通过呼吸道飞沫、气溶胶、或污染物发生手-口传播。流感的典型潜伏期为 1~4 天。成人可在发病前 1 天至发病后约 5 天具有传染性。严重免疫功能低下的人在数周或数月内还可排出病毒。流感病毒抗原性易变,传播迅速,每年可引起季节性流行。每年流感季节性流行在全球可导致 300 万~500 万重症病例,29 万~65 万呼吸道疾病相关死亡。孕妇、婴幼儿、老年人和慢性基础疾病患者等高危人群,患流感后出现严重疾病和死亡的风险较高。接种流感疫苗是预防流感的最有效手段。我国现已批准上市的流感疫苗有三价灭活流感疫苗、四价灭活流感疫苗和三价减毒活流感疫苗。除个别地区外,流感疫苗在我国大多数地区属于非免疫规划类疫苗,实行自愿、自费接种。

临床试验的证据提示,接种灭活流感疫苗对抗原类似毒株的作用可维持 6~8 个月。接种 1 年后血清抗体水平显著降低。因此,流感疫苗需要每年接种。

国家指南指出,通常接种流感疫苗 2~4 周后,可产生具有保护水平的抗体,6~8 个月后抗体滴度开始衰减。我国各地每年流感活动高峰出现的时间和持续时间不同,为保证受种者在流感高发季节前获得免疫保护,建议各地在疫苗可及后尽快安排接种工作,最好在 10 月底前完成免疫接种;同一流感流行季节,已按照接种程序完成全程接种的人员,无须重复接种。

三、带状疱疹疫苗

带状疱疹是由以前感染后长期潜伏在脊髓神经后根神经节的神经元内的水痘-带状疱疹病毒引起的。当抵抗力低下或劳累、感染、感冒时,病毒可再次生长繁殖,并沿神经纤维移至皮肤,使受侵犯的神经和皮肤产生强烈的炎症。出现的皮疹一般有单侧性和按神经节段分布的特点,由集簇性的疱疹组成,并伴有疼痛;疼痛通常发生在皮疹出现前 2~3 天。年龄越大,神经痛越严重。带状疱疹典型的疱疹在 7~10 天内结痂,但可能需要长达 1 个月的时间才能愈合。水痘-带状疱疹病毒感染可通过接触病灶传播。本病好发于成年人,春秋季节多见,发病率随年龄增大而显著上升。老年人和免疫抑制的患者是本病高风险人群。

带状疱疹常见的并发症是带状疱疹后遗神经痛,在病变愈合后

第一章

第二章

第三章

第四章

第五章

第六章

62

可持续 90 多天。随着年龄的增长,带状疱疹后遗神经痛更常见,并且可能持续数月或数年。

2020 年 7 月,经国家药品监督管理局批准上市的非活性重组带状疱疹疫苗(recombinant zoster vaccine,RZV)在北京、上海两地全国首发。现有的带状疱疹疫苗的预防效果研究结果显示,带状疱疹疫苗对 50 岁及以上和 70 岁及以上人群的保护效力分别为 97.2%、91.3%。非活性重组带状疱疹疫苗需接种 2 次,间隔 2～6 月。根据目前的数据,带状疱疹疫苗的安全性较高。最常见的不良反应是有些人在注射后出现注射部位发红、肿胀、疼痛等症状,全身可能出现肌痛、疲乏、头痛、寒战、发热及胃肠道症状(如恶心、呕吐、腹泻和腹痛)等,一般不良反应程度较轻,无需特殊处理,1～3 天可自行缓解。在接种后 2～3 天,可能会出现疲乏等不适。对于存在基础免疫缺陷者(患有白血病、淋巴瘤或器官移植者),接受免疫抑制治疗者(使用泼尼松等皮质类固醇药物、生物制剂及化疗药物等),对明胶、新霉素或疫苗的任何其他成分有过敏/类过敏反应史的患者,不推荐接种该疫苗。

四、旅行者的免疫接种及其他注意事项

随着经济收入的提高,人们出国旅行越来越频繁。前往其他国家/地区旅行的中老年妇女可能需要针对旅游目的地可能存在的传染病进行特殊免疫接种和(或)针对疟疾和其他疾病进行预防。一些国家/地区需要黄热病疫苗接种国际证书。前往某些国家的旅行者可能需要接种甲型肝炎和乙型肝炎、脑膜炎球菌病、日本脑炎、脊髓灰质炎、鼠疫、狂犬病或伤寒的疫苗。根据旅游目的地,老年妇女可能还需要向有关专业部门咨询保护自己免受蚊子和节肢动物媒介、水和食物风险、游泳和动物相关危害、旅行者腹泻和晕车的措施等。

第四章 跌倒的预防

第一节 中老年妇女跌倒的严重性

跌倒是老年人尤其是老年妇女常见的问题之一。跌倒在学术上的定义是指突发、不自主的、非故意的体位改变,倒在地上或更低的平面上。国际疾病分类(ICD－10)将跌倒分为以下两类:①从一个平面至另一个平面的跌落;②同一平面的跌落。其中遭到猛烈的打击、突然中风、瘫痪或癫痫发作等导致的跌倒除外。

尽管人的衰老和年龄增长并不等同,一个人的失能及疾病缠身并不总是和年龄相关,但总体的趋势是随着年龄的增长人体的功能逐渐衰老,人体生理功能也会逐渐衰退,出现耳聋、眼花、走路不稳、行动迟缓等表现,加上可能患有一些慢性病等,使老年人成为跌倒的高危人群。成年人中,老年人跌倒的发生随年龄增加逐渐增高,且女性跌倒的发生率高于同年龄段的男性。65 岁以上老年人每年有30％～40％发生跌倒,80 岁以上高龄老年人跌倒比例更是增加到50％。跌倒产生的直接后果一般比较严重,其中最主要也最常见的是跌倒所致的外伤,可造成软组织损伤甚至骨折、瘫痪、颅脑损伤甚至死亡。跌倒最常受累的部位为上、下肢。在发生跌倒骨折的老年人中,髋部骨折的危险性最大,在老年人髋部骨折中近 95% 是跌倒造成的,并且髋部骨折的老年人一般预后较差。

跌倒会降低老年人日常生活能力、自我照顾能力,带来医疗支出增加等一系列弊端。调查显示,老年人跌倒创伤后应激障碍的罹患率是 10.3%,跌倒后害怕再次跌倒的心理罹患率是 57.6%,跌倒影响着老年人的身心健康,加速老年人的身体功能和生存能力衰退。另外,跌倒后的恐惧可能导致焦虑、抑郁、无助感及社会隔离感。跌倒造成的经济负担又分为直接经济负担和间接经济负担。直接经济负担包括诊疗费、住院费、护理费、营养费及交通费等;间接经济负担主要表现为家属因需要花时间和精力照顾跌倒老年人而产生的隐形费用和社会代价等。据统计,我国 2001 年因老年人跌倒所产生的直接医疗费用超过 50 亿元人民币,间接经济损失达到 800 亿元人民币以上。在上海市长宁区社区老年人跌倒发生情况的调查中发现,60 岁以上老年人 1 年内跌倒的发生率为 20.7%,其中医疗护理费用中位数是 1 500 元;65 岁以上老年人每年约有 30% 的人跌倒一次或多次。

中老年妇女的跌倒在一定程度上是可以预防的。造成跌倒的原因,大致可归纳为外在环境的风险因素(如个体生活的环境,包括卧室、厨房、浴室、厕所、楼梯台阶等)与内在个体的机体能力(如个体的身体状况,包括视觉、听觉、步态、本体感觉、前庭觉、疾病及药物的使用等),两大因素相互作用,加上辅助器具(如助行器、手杖等)的使用不当,会大大增加中老年妇女跌倒的概率。

第二节 跌倒环境风险因素的识别

跌倒环境风险因素是指任何增加个人跌倒风险的物体或环境,包括照明不足,楼梯或浴缸中没有扶手,以及杂乱的环境。环境风险因素可能出现在住房和庭院内,或者室外活动场所。除内部的风险因素外,外部环境因素往往会增加跌倒风险。识别和减少环境风险因素可以有效地提高预防跌倒的成功率,而通过适当的评估手段,即可减少或消除环境风险因素。

居家风险因素评估工具(home fall hazards assessments,HFHA)可以用来评估家庭环境中的风险因素。居家风险因素评估工具有9个评估项目,分别是室内灯光、地面(板)、卫生间、厨房、卧室、楼梯、台阶、梯子、老人衣服和鞋子,以及住房外面(表4-1)。若表格中某项评估结果为"否",则说明该项家居环境存在跌倒风险,需要参考表格中的建议。

表 4-1　居家风险因素评估工具

1) 对室内灯光的评估与建议

序号	评估内容	结果	建议
1	居家灯光是否合适?	□是 □否	灯光不宜过亮或过暗
2	楼道与台阶的灯光是否明亮?	□是 □否	在通道和楼梯处使用60 W的灯泡。通道宜装有光电效应的电灯
3	电灯开关是否容易打开?	□是 □否	应轻松开关电灯
4	存放物品的地方是否明亮?	□是 □否	在黑暗处应安装灯泡。从亮处到暗处应稍候片刻

2) 对地面(板)的评估与建议

序号	评估内容	结果	建议
1	地面是否平整?	□是 □否	地面不宜高低不平,如有,应以斜坡代替。室内不应有门槛
2	地毯(垫)是否平放,没有褶皱和边缘卷曲?	□是 □否	确保地毯(垫)保持良好状态,去除破旧或卷曲的地毯
3	地板垫子是否无滑动?	□是 □否	除去所有松动的地垫,或者将它们牢牢固定在地上,并且贴上防滑垫

中老年妇女 保 健

第一章

第二章

第三章

第四章

第五章

第六章

66

(续表)

序号	评估内容	结果	建议
4	地面上是否放置杂乱的东西？	□是 □否	地面上应整洁，尽可能不放或少放东西，应清除走廊障碍物
5	通道是否没有任何电线？	□是 □否	通道上不应有任何电线

3）对卫生间的评估与建议

序号	评估内容	结果	建议
1	在浴缸或浴室内是否使用防滑垫？	□是 □否	在湿的地面易滑倒，浴室内应使用防滑垫，在浴缸内也应使用防滑材料
2	洗刷用品是否放在容易拿到的地方？	□是 □否	洗刷用品应放在容易拿到的地方，以免弯腰或手伸得太远
3	在马桶周围、浴缸或淋浴间是否有扶手？	□是 □否	应装合适的扶手
4	是否容易在马桶上坐下和站起来？	□是 □否	如马桶过低，老人不易坐下和站起来，应加用马桶增高垫，并在周围装上合适的扶手
5	浴缸是否过高？	□是 □否	浴缸不宜过高。如过高，应加用洗澡凳或洗澡椅等

4）对厨房的评估与建议

序号	评估内容	结果	建议
1	是否不用攀爬、弯腰或影响自己的平衡就可以很容易取到常用的厨房用品？	□是 □否	整理好厨房，以便更容易取到最常用的厨具。可配用手推托盘车。如必须上高处取物，请用宽底座和牢靠的梯子
2	厨房内灯光是否明亮？	□是 □否	灯光应明亮
3	是否常将溢出的液体立刻擦干净？	□是 □否	应随时将溢出的液体擦干净
4	是否有良好的通风设备来减少眼睛变模糊的风险？	□是 □否	留置通风口，安装厨房抽油烟机或排气扇，做饭时更应通风
5	是否有烟雾报警装置？	□是 □否	应装烟雾报警装置
6	是否有家用灭火器？	□是 □否	应配家用灭火器

5）对客厅的评估与建议

序号	评估内容	结果	建议
1	是否可以容易地从沙发椅上站起来？	□是 □否	宜用高度适宜又有坚固扶手的椅子
2	过道上是否放置任何电线、家具和凌乱的东西？	□是 □否	不可在过道上放置电话线、电线和其他杂物
3	家具是否放置在合适的位置，使你在开窗或取物时不用把手伸得太远或弯腰？	□是 □否	家具应放置在合适的位置，地面应平整、防滑和安全
4	窗帘等物品的颜色是否与周围环境太相近？	□是 □否	窗帘等物品的颜色尽可能鲜艳，与周围环境应有明显区别

6）对卧室的评估与建议

序号	评估内容	结果	建议
1	室内是否有安全隐患，如过高或过低的椅子、杂乱的家居物品等？	□是 □否	卧室的地板上不要放东西。要把卧室内松动的电话线和电线系好，通道上不得有杂乱物品。椅子高度应合适
2	室内有无夜间照明设施？是否可以在下床前开灯？	□是 □否	床边安一盏灯，考虑按钮灯或夜明灯。夜晚最好在床边放一个手电筒
3	室内有无紧急呼叫设施？	□是 □否	安装紧急呼叫器
4	是否容易上、下床？	□是 □否	床高度应适中，较硬的床垫可方便上、下床；动作应缓慢，先坐起再缓慢站立
5	卧室内是否有电话？	□是 □否	卧室内应装部电话或接分机，放在床上就可够得着的地方
6	床上的电热毯线是否已安全地系好，不会被绊倒？按钮是否可以在床上够得着？	□是 □否	应将线系好，按钮应装在床上就可够得着的位置
7	床罩是否没有绳圈做的穗？	□是 □否	床罩上不应有穗或绳等
8	如果使用拐杖或助行器，它们是否放在下床前很容易够得着的地方？	□是 □否	将拐杖或助行器放在较合适的地方

7) 对楼梯、台阶、梯子的评估与建议

序号	评估内容	结果	建议
1	是否能清楚地看见楼梯的边缘?	□是 □否	楼梯与台阶处需要额外的照明,应明亮。楼梯灯尽量使用自动开关
2	楼梯与台阶的灯光是否明亮?	□是 □否	楼梯与台阶处需要额外的照明,应明亮
3	楼梯上下是否有电灯开关?	□是 □否	楼梯灯尽量使用自动开关
4	每一级楼梯的边缘是否安装防滑踏脚?	□是 □否	在所有阶梯上必须至少一边有扶手,每一级楼梯的边缘应装防滑踏脚
5	楼梯的扶手是否坚固?	□是 □否	扶手必须坚固
6	折梯和梯凳是否短而稳固,且梯脚装上防滑胶套?	□是 □否	尽量避免使用梯子,如需用时最好有人在旁。折梯应保持良好状态,最好用有扶手的梯子,保证安全

8) 对老人衣服和鞋子的评估与建议

序号	评估内容	结果	建议
1	是否穿有防滑鞋底的鞋子?	□是 □否	鞋子或拖鞋上应有防滑鞋底和凸出的纹路
2	鞋子是否有宽大的鞋跟?	□是 □否	鞋子上应有圆形宽大的鞋跟
3	在房屋以外的地方是否穿出门的鞋子而不是拖鞋?	□是 □否	避免只穿袜子、宽松的拖鞋、皮底或其他可能滑倒的鞋子
4	穿的衣服是否合身及没有悬垂的绳子或折边?	□是 □否	衣服不宜太长,以免被绊倒(尤其是睡衣)
5	是否坐着穿衣?	□是 □否	穿衣应坐下,而不要一条腿站立

9) 对居住环境的评估与建议

序号	评估内容	结果	建议
1	台阶的边缘是否已清楚标明?	□是 □否	应在台阶的前沿漆上不同的颜色确保所有外面的台阶极易看到
2	台阶的边缘是否有自粘的防滑条?	□是 □否	台阶边缘应贴上防滑踏脚

序号	评估内容	结果	建议
3	台阶是否有牢固且容易抓的扶手？	□是 □否	台阶应有牢固且容易抓的扶手
4	房子周围的小路情况是否良好？	□是 □否	应保持小路平坦无凹凸。清除小路上的青苔与树叶，路面潮湿时要特别小心
5	夜晚时小路与入口处灯光是否明亮？	□是 □否	小路与入口处晚上应有明亮的照明
6	车库的地板是否有油脂和汽油？	□是 □否	车库的地板应没有油脂和汽油
7	房子周围的公共场所是否修缮良好？	□是 □否	公共场所应修缮良好

第三节　如何预防跌倒

一、选择合身的衣着

随着年龄的增加，中老年妇女机体抗病能力变弱、新陈代谢减慢，应当为自己选择合身的衣着。穿衣应当以暖、轻、软、宽大、透气为原则，特别是内衣应该以全棉为宜，中老年妇女切忌穿狭窄瘦小的衣服，尤其应忌领口紧、腰口紧及袜口紧。领口紧会影响心脏向头颈部运送血液，压迫颈动脉窦压力感受器，通过神经反射，引起血压下降和心跳减慢，使脑部发生供血不足，出现头痛、头晕及恶心等症状，尤其是患有高血压、动脉粥样硬化、冠心病、糖尿病的患者，很容易发生晕倒，甚至休克。腰口紧不仅束缚着腰部的骨髓和肌肉，影响这些部位的血液流通与营养供应，而且会使腰痛加重。袜口紧会使双脚供氧不足，会引起脚胀、脚肿、脚凉及腿脚麻木无力。双脚是血管分布的末梢，脚的皮下脂肪比较薄，大部分为致密纤维组织，保温作用

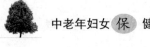
中老年妇女 保 健

第一章

第二章

第三章

第四章

第五章

第六章

70

较差;老年人由于末梢血管循环较年轻人更差,也更容易脚冷。因此,中老年妇女要备齐不同季节穿的鞋袜。在冬季,最好穿保温、透气、防滑的棉鞋,穿防寒性能较优的棉袜。同时要注意衣着要轻薄且保暖,因为厚重的衣物会使行动不方便。

二、维持周围环境安全

危险的环境是造成中老年妇女跌倒的重要原因,最好应用上面介绍的"居家风险评估工具"评估周围的环境,并消除危险的环境因素,从而降低跌倒发生的风险。首先考虑居家安全。中老年妇女居家安全对于减少跌倒的发生十分重要,因为大约有50%以上的老年人跌倒都发生在家中。应避免使用表面刮花的地板材质,当地面洒落水和液体时应立即擦去;在淋浴间和马桶旁安装扶手,铺上防滑垫,配上淋浴用椅;调整家中照明光线,并使用夜灯;在坡道及楼梯处安装扶手等。消除居家风险因素是一种成本低廉且效果显著的预防措施。另外,中老年妇女应选择安全舒适的鞋子,不适宜穿鞋跟过高、鞋底过软或容易滑倒的鞋子。一般鞋子高度以 2 cm 左右为宜,并尽量选择鞋底带有纹理的防滑鞋。室外活动时使用合适的助行器,易跌倒的高危老年人外出最好有家人陪伴。

三、合理用药

中老年妇女应避免使用不必要的药物。有些中老年妇女因疾病不得不服用药物时,服用前应请医生对每种药物不良反应加以说明,容易造成老年人跌倒的药物如神经药物及心血管药物应当慎用。同时服用多种药物的中老年妇女,要仔细阅读药品说明书,牢记医生或药师的用药提醒。当服用可能增加跌倒风险的药物时,步行应使用辅助工具,同时最好有家人陪伴。如用药后出现眩晕、视物不清等症状,应立即坐下或躺下休息,及时停药,必要时就医。对于引起直立性低血压的药物或精神类药物,在服用时应更加谨慎,可以在服药后

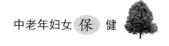

尽量避免不必要的外出。若有条件,对于中老年妇女的焦虑、抑郁及睡眠障碍等精神方面的问题可以采用心理治疗、体育锻炼等手段来替代药物治疗。

四、均衡饮食

随着年龄的增长和活动的减少,导致一些中老年妇女有牙齿、口腔问题或情绪不佳,从而出现食欲减退,热量摄入降低,必需营养素摄入减少,造成营养不良。由营养不良引起的贫血、头晕、虚弱、缺钙等也是引起跌倒的因素之一。因此,合理、均衡的营养摄入对于跌倒的预防至关重要。中老年妇女体内缺钙容易引发骨质疏松,导致身体无力引发跌倒,或者跌倒后发生骨折,特别是危险最大的髋部骨折。因此,中老年妇女应多食用钙和维生素 D 含量较高的食物,如乳制品、豆制品、海产品等。中老年妇女视力下降及眼部疾病也是引起跌倒的原因,维生素 A 对眼睛的保护作用至关重要,老年人体内缺乏维生素 A 就容易引起夜盲症等眼部疾病。中老年妇女体内缺铁容易诱发缺铁性贫血。因此,应食用一些含铁较高的食物,如适量的牛肉、猪肝以及红枣、樱桃、苹果及菠菜等。对于老年人,食物要粗细搭配、松软、易于消化吸收,保持健康的进食心态和愉快的摄食过程。

五、进行针对性的运动锻炼

运动锻炼可以降低跌倒的风险并减少跌倒造成的伤害,运动处方需要包括肌力训练、步态和平衡训练,还可以增加柔韧度及耐力训练。应增加训练维持姿势、站立及行走常使用到的肌肉群(如股四头肌、臀中肌、髋腰肌、股二头肌、腓肠肌、前锯肌)。为了能有效地预防老年人跌倒,在选择锻炼项目时应更有针对性,比如太极拳对于提高平衡能力的作用已得到较多研究证实。另外,专门针对提高平衡能力、肌力等编制的防跌倒体操、舞蹈等也是很好的选择,或者可以进行踮脚行走、倒退行走、变化方向行走、向不同方向抬腿、蹲下站起、单脚站立等动作的练习,这些都是针对性较强的锻炼方式。适当多做户外活动,在增加身体活动量、维持健康体重的同时,还可接受充足且安全的紫外线照射,有利于体内维生素 D 合成,预防或缓解骨质疏松。

六、科学选择和使用辅具

配备合理、安全的辅具有利于增加中老年妇女身体活动的稳定性及安全性,从而扩大她们身体活动的范围和能力,减少跌倒的风险。有视、听及其他感知障碍的中老年妇女应佩戴视力补偿设施、助听器及其他补偿设施。因为视线模糊、听力障碍等而造成的老年人跌倒事故也屡见不鲜。有平衡障碍、步态异常的中老年妇女行走时最好携带助行器、拐杖等行走辅助器具。行走辅助设备承担了上半身的部分重量,不仅能减轻下肢关节由于承重而引起的疼痛,还可以避免因站立不稳等造成的跌倒,增加安全性。以拐杖的选择为例,走路不稳的中老年妇女最好选择四点拐杖,这样能极大地增强稳定性,减少跌倒风险。一般来说,拄拐杖时保持手臂自然放下,肘关节弯曲角度大约30°,手腕能够接触拐杖的顶端为佳,拐杖过长或过短都会使老年人容易失去平衡,从而增加跌倒的风险。此外,应将拐杖、助行器等辅助器具放在触手可及的地方(图 4 - 1)。

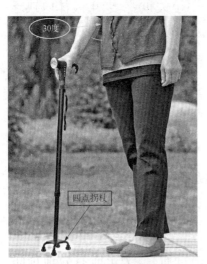

图 4 - 1　拐杖的选用

七、调整不良的生活方式

中老年妇女需要增强防跌倒意识,树立跌倒不是小事、跌倒可以预防的理念,学习一些预防跌倒发生的知识和技能,通过实际行动,

第一章

第二章

第三章

第四章

第五章

第六章

降低跌倒发生的风险。中老年妇女应该充分熟悉自己生活的家庭环境、社区环境,避免不良的生活方式带来的跌倒风险,常见的如避免走过陡的楼梯或台阶;上下楼梯、如厕时尽可能使用扶手;转身、转头时动作一定要慢;走路保持步态平稳,避免携带沉重物品;将经常使用的东西放在不需要梯凳就能够很容易伸手拿到的地方,尽量不要在家里登高取物;如果必须使用梯凳,可以使用有扶手的专门梯凳,千万不可将椅子作为梯凳使用;避免去人多及湿滑的地方;使用交通工具时,应等车辆停稳后再上下;放慢起身、下床的速度;避免睡前饮水过多以致夜间多次起床排尿;晚上床旁尽量放置小便器;晚上活动时,保证室内灯光明亮,避免在昏暗或黑暗环境中的活动;避免在他人看不到的地方独自活动。遇到雨天路滑或身体状况不好时应避免外出等。

八、预防骨质疏松

跌倒所致损伤中危害最大的是髋部骨折,尤其是对于骨质疏松的中老年妇女。因此,中老年妇女要加强膳食营养,保持均衡的饮食,适当补充维生素 D 和钙,维生素 D 能增加骨密度及改善肌力。有关专业学会建议每天补充维生素 D 800 IU,而对于骨质疏松症的患者则建议每天补充 1 200 mg 钙及 800 IU 维生素 D。研究指出,服用该剂量的钙及维生素 D 能够减少女性约 25% 髋关节骨折的概率,但在补充钙及维生素 D 时需注意高血钙、肾脏功能异常、肾结石及胃肠道症状等不良反应。对于绝经期老年女性,必要时应进行激素替代治疗,增强髋骨强度,降低跌倒后的损伤严重程度。

除了个人自身做好预防外,要有效预防中老年妇女跌倒,还应充分利用各种社会资源,加大社会多方面的支持力度,包括教育支持、环境支持等,开展综合性干预。如专门为老年人组织与跌倒相关的主题讲座,上门为高危老年人的居家生活环境进行评估和改造,给老

中老年妇女 保 健

第一章

第二章

第三章

第四章 ▶

第五章

第六章

74

年人提供个体跌倒风险评估及预防跌倒的指导,对高危老年人的家属或护理人员提供必要的教育和训练。政府相关职能部门要为老年人营造安全的社会公共环境,比如道路要修建平整,公交车台阶设计不宜过高,方便老年人上下车,道路两旁路灯要明亮,上下楼台阶处安装扶手,公共区域出入口设置无障碍坡道等,实现老年人出行无障碍。此外,由于老年人跌倒后容易产生沮丧、焦虑及恐惧等心理问题,完善的心理辅导体系也很重要。与发生过跌倒的老年人进行沟通和交流,对于他们接受医生的建议和指导有一定帮助,能够提高老年人的依从性。

第五章　常见疾病的定期筛查

根据疾病的自然史,疾病在出现临床症状之前,往往先有生物学特性、生理指标或组织形态学的改变,并以一定的速率进展。如果在疾病的早期或无症状期通过一些检测手段发现这些疾病,即疾病的筛查(disease screening),那么就能及早地采取措施来实施干预,有效地延缓疾病的发展,减少并发症的发生,达到疾病预防的目的,这对于中老年妇女的保健有十分重要的意义。

疾病筛查必须符合如下原则:

(1) 所筛查的疾病必须是一个重要的健康问题。

(2) 疾病的发展过程清楚(包括从潜伏期到症状出现)。

(3) 应该有一个可以识别的或早期症状阶段。

(4) 必须有一个合适的筛查方法,有一定的特异度和灵敏度。

(5) 筛查必须是连续的。

(6) 方法必须是筛查人群能接受的。

(7) 必须具有可进行评估和治疗的机构和设施。

(8) 有公认、有效的治疗方法。

(9) 必须有统一的关于"谁需要治疗"的标准。

(10) 筛查患者的费用(包括诊断和筛查阳性患者的下一步治疗的费用)必须与将来可能发生的总体医疗支出平衡。其中最重要的

第一章

第二章

第三章

第四章

第五章 ▶

第六章

76

是早期发现及早期干预,以降低发病率和死亡率。如果不能改善预后,那么筛查就失去了合理性。单纯早期诊断不能证明筛查的合理性,唯一可以证明的是直接可以改善疾病的预后。

预防性体检和筛查为的是尽早诊断疾病,但方法可能不太理想。没有哪种体检或筛查是百分之百准确的,都可能出现"假阴性"或"假阳性"结果。"假阴性"让人有种虚假的安全感,而"假阳性"会让人产生不必要的恐惧,因而接受额外的检查。专业权威组织对于是否要开展某些特殊预防性体检或某些筛查意见不一。但对于某些检查(如宫颈涂片检查),大部分专业权威组织认为是值得做的。

另外,我们不建议一年接受一次全面的身体检查的做法,而是根据自己的年龄、身体状况、生活方式设定一生的健康维护计划,并根据健康维护计划,接受预防性的健康筛查。另一个建议是:鉴于我们的行为和习惯与患病风险有极大关系,让医生了解这些信息,有助于选择合适的预防疾病的对策。

第 一 节 自 我 检 查

我们到医院体检的次数有限,但我们每天都能感受到自己。自我检查的价值虽未经证实,但它十分简单,而且可能会发现一些身体的早期异常情况。所以我们应定期给自己做检查。

(一)乳房和皮肤检查

女性最常推荐的两种检查是乳房和皮肤检查。建议女性每个月检查一次乳房,如果尚有月经期的最好是在生理期后,因为此时乳房没有触痛感,乳房内一般也没有块状物。

检查自己的乳房可以站在镜子前面,两手放于身体两侧,观察乳房,看是否有肿块、肿胀、乳房或乳头皱起、静脉突出、乳头颜色异常等。然后将双臂举起,置于脑后(图5-1A),再观察是否有以上异常状况。接下来,举起一只手臂(图5-1B),手置于脑后。另一只手中间三指伸直,轻轻按压乳房。在乳房上打小圈,维持2分钟,仔细感受有无硬块,再按同样步骤检查其他部分,包括腋下。无论硬块有多小,即使没有触痛感,都需让医生知晓。最后,轻轻捏住乳头(图5-1C),检查是否有液体流出。并用同样的方法检查对侧乳房。有些人觉得在洗澡时,皮肤处于润滑状态,比较容易感觉肿块。而乳房较大的人,则可能觉得平躺着做打圈动作比较容易感觉到肿块。这一点因人而异。

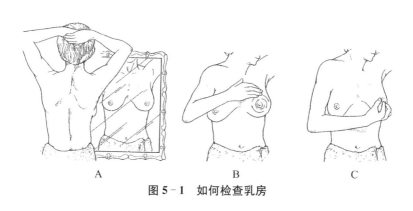

A   B   C

图5-1 如何检查乳房

每个月做这样的检查,可以了解自己乳房的状况,也能让自己尽早发觉异常的肿块或肿胀。若出现任何异状,需尽快到医院就医。

现在人们对皮肤癌的认识还较浅显,也是因为皮肤癌确实不是一种常见的癌症种类。皮肤癌是一种在早期被发现不会致命的疾病,如果发现得早,并且十分配合治疗,是可以治愈的。所以,如何在刚发病时就发现皮肤癌是一件很重要的事情。首先,让我们了解一下皮肤癌病变在早期都有哪些症状。

皮肤癌是一种怎样的癌症?顾名思义,就是长在皮肤上的一种恶性肿瘤,皮肤癌只是一个笼统的称谓,细分后会有湿疹样癌、黑色素瘤及基底细胞癌等。这是3种原发性的皮肤癌。除了原发性,还有从其他部位的肿瘤转移而来的。皮肤肿瘤阶段可分为出血性肉瘤、淋巴瘤、汗腺瘤及鳞状细胞癌等。

现在还不能确定造成皮肤癌的原因有哪些,只能说造成皮肤癌的原因是多方面的,比如:皮肤的慢性炎症,像皮肤炎,持续性溃疡,红斑狼疮疾病;外来有害光线照射,经常被太阳暴晒,或强烈的紫外线照射。

那么要如何自我检查呢? 方法如下:

(1) 面对镜子,全身裸露,先从双臂开始,检查掌心、手指、指间、前臂、后臂,接着双臂举起,肘关节弯曲,仔细检查小臂的内侧和关节处。

(2) 检查身体正面:脸部、颈部、胸部,腹部及阴阜区和大、小腿。

(3) 检查侧身:手上举、先检查左半部,后检查右半部。

(4) 背对着镜子,手里再拿一小镜对着照,看看颈后部、背部、臀部和双臂的局部。如不方便,可请家人帮忙检查一下。

(5) 请人用梳子撩开头发,以便检查头部皮肤有无可疑的地方。

(6) 坐下,检查足部、足跟、足趾和足底,然后拿一面镜子置于双腿内侧并不断移动,观察双腿后部是否有病变迹象。一旦发现异常,尽快就医问诊。

如果发现体表皮肤上发生较硬结节,边缘隆起,并有向四周发展之势,应警惕皮肤癌的可能,尤其是 40 岁以上的患者。常发的部位在腋窝处,这些肿块可能是皮肤癌细胞散落到淋巴结造成的。

另外,对患有慢性皮肤疾病和某些职业及接触放射性物质、煤焦油、沥青等的工作人员,如发现皮肤丘疹或小结节,应警惕本病的发生。

如果出现比较多不对称的黑痣,原本身上已经长痣的地方,不断地变大,正常的小痣,手摸上去不会有凹凸感,患了皮肤癌而变大的痣会很不平滑。

癌细胞凸显的地方从外观上看比较浅显,样子和溃疡结节差不多。因为皮肤癌细胞里面会有很多其他色素,所以肉眼看到的癌变部位,会出现一些网状的色素斑和点状黑褐色斑,斑的中心位置色素沉着最多,结痂部位容易流血。

眼睛和嘴巴周围长黑痣,这里的黑痣不是真的痣,而是黑色的隆起物。

当发现有以上症状,不要着急,而是先自我观察 5 天,5 天过后情况没有好转或者继续恶化,就要尽快到医院进行专业的检查。

(二)血糖测试

《中国居民营养与患病率慢性病状况报告(2020 年)》显示,18 岁及以上成人糖尿病患病率为 11.9%,随着年龄的增长,尤其是 45 岁以后,糖尿病的患病率会显著升高。在糖尿病前期,可以在家监测血糖水平。只要依照正确的指示,血糖监测实施起来十分容易。在试纸条上滴一滴血就能看出血糖水平是否正常。若不正常,需根据医生的建议调整自己的饮食、多做运动或服用药物。

在买血糖仪前,应向医生或糖尿病专家咨询。他们还会向视觉或听觉障碍者,手颤、手不灵活者推荐合适的特殊血糖仪。

医生会根据我们在家中测试的结果,采取相应的治疗手段,所以要保证血糖仪的准确性。要定期将自己在医生处接受的血糖检测结果和家中血糖仪检测的结果做对比。若不知道如何使用血糖仪,或试纸过期、血糖仪很脏、在试纸存放要求的温度之外存放,都会导致血糖仪读数不准。

应该和医生商量,制订适合自己的血糖检测计划。若血糖水平发生变化、调整服药的剂量或感觉不适,血糖测量的次数应多于正常情况下的次数。

要记录每次测量的血糖浓度对应的时间、饮食及锻炼情况,供医生参考。没有糖尿病的人无须在家测量血糖水平。

(三) 血压测量

《中国居民营养与患病率慢性病状况报告(2020 年)》显示,我国 18 岁及以上成人高血压患病率为 27.5%。高血压现已成为我国和世界范围内最常见的慢性病,也是心脑血管疾病最主要的风险因素。由高血压导致的脑卒中、心肌梗死、心力衰竭、慢性肾脏病等主要并发症,不仅致残、致死率高,而且严重消耗社会和医疗资源,给患者本人、家庭和国家都造成沉重的负担。已有研究证明高血压的早期发现和有效治疗能降低病死率,并减少心脑血管疾病的发病率。高血压的筛检主要是定期测量血压。建议所有成年人都应定期测量血压,即使还没有发现有高血压病的中老年妇女,最好也要每年测量血压 2 次。

通过家用血压计可以自己测血压,或让家人帮助测试。在大部分药店都能买到电子血压计。这样的仪器都有特制的袖带,无须他人帮助就能绑在手臂上。

测量的血压值可以根据表 5-1 中成人血压水平分类来判断是否正常。

表 5-1　成人血压水平分类

分类	收缩压/mmHg		舒张压/mmHg
正常血压	<120	和	<80
正常高值血压	120~139	和(或)	80~89
高血压	≥140	和(或)	≥90
1 级高血压(轻度)	140~159	和(或)	90~99
2 级高血压(中度)	160~179	和(或)	100~109
3 级高血压(重度)	≥180	和(或)	≥110
单纯收缩期性高血压	≥140	和	<90

注:摘自《中国高血压防治指南 2010》。

一次性(孤立性)的血压升高可能是焦虑或其他因素引起的,要做出诊断需要就医。如果在不同时间连续 3 次测量血压,每次均升高,可做出高血压的诊断。

(四) 体重测量

通过身高和体重的测量可发现超重和肥胖等。肥胖是由多因素引起的一种慢性代谢性疾病。研究发现,明显肥胖者高血压发病率比正常体重者高 10 倍。肥胖者血容量增加、心肌脂肪沉积,易发生充血性心力衰竭。肥胖者血脂代谢紊乱,是促发动脉粥样硬化、冠心病的诱因。肥胖者靶器官的胰岛素受体数目减少、亲和力降低,存在胰岛素抵抗,易发生糖尿病。此外,肥胖妇女子宫内膜癌的发病率比正常妇女高 2~3 倍,绝经后乳腺癌发生率也高于非肥胖者。因此,肥胖已成为高血压、糖尿病、血脂异常、冠心病、心肌梗死、卒中和乳腺癌等发生的主要危险因素;同时,肥胖患者因在工作、生活中受到歧视,或因对自己的体型感到不满,易产生自卑感,常导致自杀率高、结婚率低等社会问题。超重和肥胖在一些发达国家已达到流行的程度。根据《中国居民营养与慢性病状况报告(2020)》,我国 18 岁及以上居民超重和肥胖率分别为 34.3% 和 16.4%,成年居民的超重和肥胖已经超过一半(50.7%)。

全球疾病负担 2017 研究结果指出,2017 年我国归因于高体重指数(BMI)的心血管疾病死亡人数为 59.0 万,13.5% 的心血管疾病死亡归因于高 BMI。因此,超重和肥胖的防治是公共卫生的重要内容,提倡筛查性体格检查不仅因为它是发现超重和肥胖的主要手段,而且还可以指导患者从事体育锻炼,并给予营养指导,以预防并发症。超重和肥胖的主要筛查方法是身高和体重的测量。

成年后,一个人的身高变化是不大的,所以我们要经常测量的是体重。

家庭体重测量可以用电子测量设备,在测量体重前要校准到零。

目前,最常用的判断成人超重或肥胖的指标是 WHO 推荐的

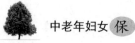

中老年妇女 保 健

第一章

第二章

第三章

第四章

第五章

第六章

82

BMI。BMI＝体重(kg)/身高(m)的平方(kg/m²)。已有研究表明，大多个体的 BMI 与身体脂肪含量有明显的相关性，能较好地反映机体的肥胖程度。

我国根据 1990 以来 13 项大型研究共计 24 万人的数据汇总分析，确定了中国成人 BMI 和腰围界限值与相关疾病的危险性（表 5-2）。

表 5-2　中国成人 BMI 和腰围界限值与相关疾病危险的关系

分类	BMI/(kg/m²)	合并症危险性		
		腰围/cm：男＜85,女＜80	腰围/cm：男 85～95,女 80～90	腰围/cm：男≥95,女≥90
体重过低	＜18.5	\	\	\
正常范围	18.5～23.9	\	增加	高
超重	24.0～27.9	增加	高	极高
肥胖	≥28.0	高	极高	极高

注：摘自《中国成人超重和肥胖症预防控制指南（试行）》。

第二节　乳腺癌筛查

一、为什么要重视乳腺癌的筛查

乳腺癌是女性最常见的恶性肿瘤，占全球所有女性癌症的 25%，列为女性常见肿瘤发病的首位，死亡的第 5 位。2018 年，全球有 200 万以上新病例。在我国，乳腺癌是女性肿瘤发病的首位，每年新发病例约 30.4 万。乳腺癌的流行病学特点较复杂，主要危险因素包括年龄、地域、月经初潮和绝经年龄、初次妊娠年龄、家族史、既往乳腺良性疾病史和辐射史、脂肪摄入量及激素使用等。

从 40 岁开始，女性患乳腺癌的风险随着年龄的增加而增加。在之后 10 年发展成浸润性乳腺癌的概率在 30～39 岁为 0.4%，40～49

岁为 1.5％,50～59 岁为 2.8％,60～69 岁为 3.6％。乳腺癌有如此
高的发病率,且有研究显示大多数有临床症状的乳腺癌女性无法通
过局部手术治愈,故需要探讨一种可以早期发现乳腺癌的筛查手段。
目前,乳腺癌筛查主要手段是乳腺 X 线摄影检查(钼靶),其次是乳腺
B 超和乳腺磁共振成像(MRI)检查。

二、乳腺癌筛查指南

1. **一般人群** ①20～39 岁人群:不推荐筛查。②40～45 岁:适
合机会性筛查;每年 1 次乳腺 X 线检查;对致密型乳腺(腺体为 c 型
或 d 型)推荐联合 B 超检查。③46～69 岁:适合机会性筛查和人群
普查;每 1～2 年 1 次乳腺 X 线检查;对致密型乳腺推荐联合 B 超检
查。④70 岁或以上:适合机会性筛查;每 2 年 1 次乳腺 X 线检查。

2. **高危人群** 乳腺癌高危人群包括有明显的乳腺癌遗传倾向
者;既往有乳腺导管或小叶不典型增生或小叶原位癌的患者;既往行
胸部放疗者。建议对乳腺癌高危人群提前(<40 岁)进行筛查,推荐
每年 1 次,筛查手段除了应用一般乳腺 X 线检查外,还可以应用
MRI 等影像学检查。有关乳房自检,研究表明它对死亡率并没有任
何影响。但研究也建议,女性应该关注乳房,在发现或感觉异常时寻
求医生的帮助。

第三节 宫颈癌预防

一、宫颈癌的预防策略

在全球范围内,2018 年大约有 570000 名妇女患宫颈癌,发病率为
13.1/10 万;是女性第四大常见的癌症,仅次于乳腺癌(209 万例),结
直肠癌(79 万)和肺癌(73 万)。2018 年,大约有 311000 名妇女因宫颈
癌死亡,死亡率为 6.9/10 万;这也是妇女癌症死亡的第四大原因,仅

次于乳腺癌(627 000 人死亡)、肺癌(576 000)和结直肠癌(387 000)。我国每年约有新发病例 13 万,占世界宫颈癌新发病例总数的 28%。患病的高峰年龄为 40~60 岁,近年来,大量研究表明宫颈癌的发病年龄呈年轻化趋势。与乳腺癌相比,宫颈癌是完全不同的,其病因、病理生理和发展规律已经基本阐明,并且有完全不同的筛查试验。

已经证明人乳头瘤病毒(human papilloma virus,HPV)与宫颈癌之间存在很强的因果关系,至少有 95% 的宫颈癌检测到 HPV DNA(其中 HPV 16 型和 18 型最为常见)。持续性 HPV 感染与宫颈癌之间的关联强度是吸烟与肺癌之间关联强度的 10 倍以上。目前,有 HPV 疫苗可以用来预防其感染,这属于第一级预防。另外,自巴氏(PAP)涂片问世和广泛使用以来,在宫颈癌的早期阶段可以检测无症状的浸润前病变,从而使宫颈癌的发病率显著下降。迄今为止,宫颈巴氏涂片是筛查宫颈癌最有效的方法。宫颈涂片筛查能够发现由于 HPV 持续性感染引起的宫颈细胞学异常。如果有 HPV 感染和高级别病变的妇女不及时治疗,估计约 30% 会在 30 年内发展成癌症。通过宫颈涂片筛查,在高级别病变发展成癌之前即可得到治疗,中断宫颈癌的进一步发生,因此属于第二级预防。

二、宫颈癌筛查

当谈及何时开始实施筛查时,最基本的问题之一是哪些人应该进行宫颈癌筛查? 回答这一问题需要理解宫颈癌发病的风险因素和病理生理学特征。传统观点认为,有性生活的女性都有患宫颈癌的风险,因为性生活可能导致 HPV 感染。然而近年来,聚合酶链反应(PCR)技术在 HPV 感染的检测中得到广泛应用,结果显示在年轻的无症状女性中,HPV 感染率较既往的估计值更高。生殖器部位特异性 HPV 感染导致这种设想:HPV 主要通过性接触传播。然而,由于 HPV 可以在无性生活女性、婴儿及儿童中检测到,并且幼儿喉乳头状瘤病已经被证实由 HPV 感染导致,这些事实都证明存在性接触以外的 HPV 感染途径。尽管如此,从未有性生活的女性罹患宫颈鳞状细胞癌的概率是微乎其微的。

宫颈癌的筛查应该从何时开始? 一般建议从 18 岁开始每年进行 1 次筛查,筛查结果连续正常后可以改为每 2 年筛查 1 次。20％～25％的女性在 20 多岁时受到 HPV 感染,到 35 岁时 HPV 感染率急剧降低,55 岁时不足 5％。

对大多数女性来说,HPV 感染在经过 1～8 个月潜伏期后宫颈可能出现初始病变;在接下来的 6～12 个月,病毒迅速发生复制,同时宿主动员免疫反应对抗病毒,使其得到初步遏制,很多人会在 1～2 年内自然消退。也就是说,大多数女性通过自身免疫反应清除了病毒,然而,少数人存在持续感染或者反复感染而导致疾病。

HPV 检测阳性率高峰是在开始性生活之后的数年里。此后,由于免疫抑制存在,HPV 阳性率下降,说明多数 HPV 感染为一过性感染。基于上述观点,在近期感染 HPV 的年轻女性中,可以发现许多人出现筛查异常。通常,在机体对其进行免疫反应之前就针对这种局部的 HPV 感染做了积极的检测和治疗。

这种观点认为如果一位女性在年轻时感染了 HPV,随后依靠自身免疫力清除了感染,或者宫颈涂片始终正常,那么她以后罹患宫颈癌的概率就非常小。因此,有些国家,如英国国家医疗服务系统宫颈筛查项目建议女性从 25 岁开始进行宫颈癌的筛查,并且依据其年龄采用不同的时间间隔进行筛查,这为女性提供了更有针对性且更有效的筛查项目。

宫颈癌的筛查在什么年龄停止? 一般来讲,如果连续 2 年的宫颈涂片正常,那么 70 岁可以停止筛查。

近期研究建议,女性可以更早地停止宫颈癌的筛查,这样可以避免女性接受不必要的筛查及等待的煎熬,也可以减轻政府的财政负

第一章

第二章

第三章

第四章

第五章

第六章

86

担。该建议的终止年龄是50岁。尽管半数以上浸润性宫颈癌病例发生在50岁以上妇女中,但经过规律筛查且结果均正常的妇女50岁以后几乎均未罹患宫颈癌。然而,确有证据表明,高危型HPV感染有较高的风险发展为高级别癌前病变。随着年龄的增加,女性获得新型HPV感染的风险降低;故绝经后女性如果没有既往HPV感染,其患宫颈浸润性癌的可能性很小。因此,考虑到近期宫颈涂片结果或HPV检查结果,可以确定在中老年女性中有相当大一部分人患宫颈癌的风险较低,对其提前终止筛查不会对浸润性宫颈癌检出率有影响。

如何设置宫颈癌筛查的时间间隔?医生经常会遇到非常焦虑的患者,她们请求每年甚至每半年进行一次宫颈涂片检查。其实并没有必要。间隔时间是根据疾病的发生和发展的速率来决定的,且每年进行一次宫颈筛查需要政府投入双倍的费用却只能减少1%的累积发病风险。与2年一次筛查相比,每年一次筛查仅可增加1%的癌症检出率。因此,应该鼓励从未筛查的女性进入筛查系统并定期筛查,而不是在增加筛查的次数、缩短筛查间隔上花力气。一般建议女性每2年进行一次筛查。将来,考虑到接种HPV疫苗人群的大量出现,以及可能应用HPV检测而不是宫颈涂片检查作为患者分流方法,筛查的时间间隔可能延长至3~5年。不同年龄段宫颈癌筛查间隔时间的建议为:25岁,初次筛查;25~49岁,每3年1次;50~64岁,每5年1次;65岁及以上,仅筛查50岁以后未筛查的女性或既往筛查有异常的女性。

第四节　结直肠癌筛查

一、常见的结直肠癌筛查方法

结直肠癌已成为我国常见的恶性肿瘤之一。2014年,我国的结直肠癌新发病例达到 37 万例,约占全世界的 26%;发病率约为 28/10 万人,在所有的恶性肿瘤中排名第 3,仅次于肺癌和胃癌。在女性中,结直肠癌发病率仅次于肺癌,也是癌症死亡的第二大原因。中国有超过 28 万人死于结直肠癌,占全部恶性肿瘤死亡病例的 9.5%;其中女性有超过 12 万人死于结直肠癌,占 10.2%。因此,要提高对结直肠癌高危因素的认知和早筛早诊意识,从而降低结直肠癌的发病率和病死率。

1. 粪便潜血检测　粪便潜血试验是结直肠癌早期检出试验,不是癌症预防试验。半数结直肠癌和 1/3 的腺癌均可在一定时间内出血,因此粪便的隐血检查可用于结直肠癌的筛检,但由于该试验不能区分癌性和非肿瘤性出血,故目前多作为大规模人群结直肠癌普查的初筛手段。有化学法和免疫法两种方法进行潜血检测,前者特异性较低,受到含动物血、过氧化物酶等食物的影响,可出现假阳性,也可因含有维生素 C 或酸碱度(pH 值)过低而出现假阴性结果。后者使用人血红蛋白制备的抗血清进行检查,每克粪便含 1 mg 血红蛋白就可以检出,不受食物影响,特异度高。大样本临床资料调查显示,粪便潜血试验对大肠肿瘤的检出率为 27.1%。免疫法的粪便潜血试验较化学法粪便潜血试验更准确。粪便潜血试验阳性或便血患者更有可能发展为结直肠癌,对这些患者应立即进行结肠镜检查。

2. 粪便 DNA 检测　对多基因位点的检测主要包括与结直肠癌发生密切相关的 *Kras*、*APC* 和 *p53* 基因中的 21 个点突变位点,微卫星不稳定(BAT‑26)和 DNA 完整性的检测等。粪便 DNA 检测的主要目的与粪便潜血试验一样,是发现肿瘤和进展性息肉,其灵敏度为 52%~91%,特异度为 93%~97%,均优于粪便潜血检测。其优点是不需要多次留取标本,避免了非特异性的干扰因素和病变间断出血对检查结果的影响。如发现阳性则进一步行结肠镜检查。存

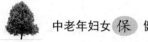
在的问题是对于进展性腺瘤的检出率尚不清楚,检查间隔的确定尚
需要进一步研究。

3. **内镜** 内镜(结肠镜)不仅能观察肿瘤大小、形态、部位、活动
度,而且能进行息肉或早期微小病灶切除,对可疑病灶能取组织进行
活检。因此,内镜检查是诊断结直肠癌的有效手段,也具有较高的灵
敏度和特异度。但由于内镜的检查比较痛苦,费用高,且存在一定的
风险,因此人们的依从性比较差。

4. **钡剂灌肠** 是检查结肠癌的常规方法之一,特别是气钡双重
造影诊断的灵敏度、特异度和准确性高,仅次于结肠镜检查。钡剂灌
肠,特别是气钡双重造影的优点是痛苦小,对儿童、老人和不能耐受
肠镜检查的患者有一定的优越性。但对一些良性肿瘤、炎性病变及
恶性肿瘤的鉴别还很困难。据统计,钡剂灌肠检查的灵敏度为 90％
左右。

5. **CT 结肠成像检查** 作为一项微创检查,CT 结肠成像检查可
以观察全结肠及直肠,所需时间短,痛苦小,易被接受,但仍需要肠道
准备,成本较高。大规模人群的研究发现,该方法检测腺瘤样息肉和
肿瘤具有较好的灵敏度和特异度,具体因息肉大小而异,检测 10 mm
以上息肉的灵敏度和特异度分别为 85％和 97％,对于直径 6～9 mm
小息肉则分别为 70％和 86％,平坦型病变的检出率较差,灵敏度仅
为 15％。CT 结肠成像检查如发现直径 6mm 以上的腺瘤样息肉则
应进一步行结肠镜检查,并同时行息肉切除术。

二、结直肠癌筛检的指导原则

1. **一般人群** 无结肠腺瘤家族史的人群从 50 岁开始筛检。接
受筛检者先进行一次粪便潜血或 DNA 的检查,如检查结果为阴性,
建议每年 1 次粪便潜血或 DNA 检查;如检查结果为阳性,根据受检
者的身体状况建议行结肠镜、钡剂灌肠或 CT 检查,如检查结果为阴

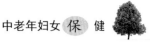

性,建议每5年1次行结肠镜、CT或钡剂灌肠检查;乙状结肠镜、气钡双重造影和CT结肠成像检查如有显著阳性发现,需要进行结肠镜检查。如果条件允许,患者愿意接受有创检查,应该鼓励推行可同时检出早期癌变和腺瘤性息肉的检查方法,包括部分或全部内镜和影像学检查。

2. 有结直肠癌家族史但无遗传性非息肉性结直肠癌(HNPCC)家族史人群 ①只有1个一级亲属在≥60岁时发生结直肠癌或进展性腺瘤(腺瘤直径≥1cm或者高度异常增生或者有绒毛成分),或者单个一级亲属仅患有小管状腺瘤:推荐的筛检方法与一般人群相同。②只有1个一级亲属年龄<60岁诊断为结直肠癌或进展性腺瘤或者2个一级亲属患结直肠癌或进展性腺瘤:推荐从40岁开始或比家族中最早确诊结直肠癌的年龄提前10年开始,每5年1次行结肠镜检查。

3. 家族性腺瘤性息肉病(FAP) FAP患者应该进行*APC*基因突变检测,如阴性,进行*MYH*基因突变检测。FAP患者或者有FAP家族史的成员应从20岁开始,每年1次行纤维乙状结肠镜检查或结肠镜检查,直到结肠切除术最佳治疗时机为止。在部分结肠切除术后每6~12个月进行1次内镜检查,并根据内镜下息肉的情况而定。患者有不到100个腺瘤时应进行遗传咨询,并考虑*APC*和*MYH*突变检测,根据发现息肉的大小、数目和病理学情况决定如何进行个体化的结肠镜检测。对于*FAP*或*MYH*基因突变相关性息肉病的患者推荐进行上消化道内镜检查。

4. 遗传性非息肉性结直肠癌 诊断为HNPCC的患者或家族成员应当进行肿瘤的微卫星不稳定性检测和(或)肿瘤错配蛋白的免疫组化染色,检测阳性者应进行基因检测。如基因检测阳性,其患结直肠癌风险的家族成员也应进行基因检测。检测阳性者应从20岁开始,结肠镜检查每2年1次,直到40岁,然后每年1次行结肠镜检查。

第五节 肺 癌 筛 查

一、肺癌筛查的常用方法

在高危人群中进行肺癌筛检是早期发现、早期诊断、早期治疗肺癌的有效手段。由于Ⅰ期肺癌最有可能治愈,因此能否检出Ⅰ期肺癌被视为筛检效果是否良好的一项必要指标。最近的一系列关于低剂量螺旋 CT 扫描的探索性研究结果显示,基线扫描和每年随访扫描检出的肺癌中 55%～85% 和 60%～100% 为Ⅰ期肿瘤,而在常规诊断中发现的Ⅰ期肿瘤仅占 16%。国际早期肺癌行动计划是一项多国的非随机的 CT 筛检肺癌研究,基线筛检 265 787 例,随访筛检 19 555 例,检出的 350 例肺癌中 82% 为Ⅰ期,在长达 100 个月的随访中(中位时间 40 个月),肺癌患者的生存率超过 95%。

1. 低剂量螺旋 CT 筛检 在高危人群中应用螺旋 CT 扫描进行肺癌的非随机研究显示,螺旋 CT 扫描能发现相当数量可切除的肺内小结节,多数为早期肺癌。早期肺癌行手术切除后有良好的生存机会,说明筛检能降低肺癌相关死亡率。

目前,对于 CT 筛检肺癌存在一些问题,其中领先时间偏倚和过度诊断是争论的焦点。另外,仍不清楚筛检出的非钙化结节的最佳处理方法;也需要考虑肺癌筛检的成本-效果问题;且需要更多的数据来确定 CT 筛检是否能降低肺癌的死亡率。低剂量 CT 对周边型肺癌筛检效果较好,但对于中央型肺癌筛检还需要进一步明确,也不容易发现气道内的小肿瘤。CT 筛检阴性者不一定就完全没有问题,如有咯血等症状,有时需要做支气管镜检查,看支气管黏膜是否存在问题。

2. 痰细胞学检查 是肺癌筛检的最传统的方法。该方法特异度可达 100%,并能对肿瘤的病理类型进行分析。但是其灵敏度仅为 20%～30%。传统痰细胞学筛检对中心型肺癌的检出率高于周围型,对鳞癌、小细胞癌的检出率高于腺癌。液基薄层细胞学系统应用于肺癌筛检有一定的前景,但该方法对于肺癌患者生存率的影响尚需进一步研究。

3. 内镜检查 现有的纤维支气管镜可进入成人的 Ⅶ～Ⅷ 级支气管,通过活检、刷检、灌洗及针检等手段,可对肺癌进行确诊。有报道荧光纤支镜对于各级不典型增生及原位癌等的诊断灵敏度为 73.1%～100%。

4. 正电子发射断层扫描(PET) PET 成像技术和不同的造影剂配合,可以提供肺部结节的生理和代谢性信息。用于肺癌的诊断和手术前分期,$^{18}F-2$ 脱氧葡萄糖 PET 对于肺部结节的筛检可提供高质量的图像,对于直径≥1 cm 的结节灵敏度为 96%,准确度为 91%。与低剂量螺旋 CT 相比,PET 的费用昂贵,适用于低剂量螺旋 CT 发现的肺内实性或部分实性非钙化结节的进一步定性检查,不适合大规模人群的筛查。

二、肺癌筛检的目标人群

目前,推荐肺癌筛检的方法主要是低剂量螺旋 CT,但并不是所有人都需要接受筛查。一般而言,肺癌筛检的目标人群为:①男性,年龄≥40 岁,有吸烟史;或者男性,年龄<40 岁,吸烟史≥10 年;或者女性,年龄≥40 岁,被动吸烟史≥10 年;或者性别不限,有主动参加肺癌筛检计划的意愿,经肺癌筛检专家评估后同意参与肺癌筛检计划。

第六章　常见疾病的预防

第一节　围绝经期综合征

围绝经期综合征是指妇女绝经前后出现性激素波动或减少所致的一系列躯体及精神心理症状。近期表现主要为月经紊乱、血管舒缩功能不稳定及神经症状；远期可表现为泌尿生殖功能异常、骨质疏松及心血管系统疾病等。

（一）围绝经期综合征的临床表现

1. 近期临床表现

（1）月经紊乱：是常见症状，由于排卵减少或无排卵，月经周期不规则、月经持续时间长及经量增多或减少。

（2）血管舒缩症状：围绝经期雌激素降低的一个特征性症状是血管舒缩功能不稳定，主要表现为潮热。其特点是反复出现短暂的面部、颈部及胸部皮肤阵阵发红，伴有潮热，继之出汗。一般持续1～3分钟。症状轻者每日发作数次，严重者可达十余次或更多，夜间或应激状态易促发。该症状可持续1～2年，有时长达5年或更长。潮热严重时可影响妇女的工作、生活和睡眠，是绝经后期妇女需要激素治疗的主要原因。

（3）自主神经功能失调症状：常出现如心悸、眩晕、头痛、失眠及耳鸣等自主神经功能失调症状。

（4）精神神经症状：常表现为注意力不易集中，情绪波动大，如激动易怒、焦虑不安或情绪低落、抑郁、不能自我控制等。记忆力减退也较常见。

2. 远期临床表现

（1）泌尿生殖道症状：泌尿生殖道萎缩，出现反复发作的尿路感染、阴道干燥、性交困难及反复阴道感染。

（2）骨质疏松：雌激素缺乏使骨质吸收增加，导致骨量快速丢失而出现骨质疏松。一般发生在绝经后 5～10 年内，50 岁以上妇女有半数以上会发生绝经后骨质疏松。

（3）阿尔茨海默病：绝经后期妇女比男性患此病的风险高。

（4）心血管病变：绝经后妇女糖、脂代谢增加，易发生动脉粥样硬化，冠心病的发病风险较绝经前明显增加。

3. 辅助检查

（1）如绝经过渡期血清促滤泡生成素（FSH）＞10 U/L，提示卵巢储备功能下降。闭经，FSH＞40 U/L 且雌二醇（E2）＜10～20 pg/ml，提示卵巢功能衰竭。

（2）盆腔超声检查可以了解子宫、附件及子宫内膜等情况，排除器质性病变。

如果妇女有上述近期临床表现，应该到医院就诊。医生在排除相关症状的器质性病变及精神疾病后，根据病史、临床表现及实验室等辅助检查可做出诊断。

临床上，围绝经期综合征的治疗原则是缓解近期症状，并能早期发现、有效预防骨质疏松症、动脉粥样硬化等老年性疾病。包括一般治疗和激素替代（HRT）治疗。

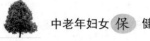
(二) 围绝经期妇女的自我保健

1. 注意心理调节 围绝经期妇女一旦出现精神神经症状,应及时求助妇产科或精神科医生。某些心理失调是暂时性的、功能性的。如能适当保健,自我调节,坦然面对,以平稳而坚定的心态面对,会随着机体的逐步适应而逐渐好转或消失。

2. 营养指导 饮食要注意低热量、低脂肪、低糖。三大营养物质供能的合适比例是:碳水化合物占总热量的 $60\%\sim70\%$;脂肪占 $20\%\sim25\%$,且以植物油为主;蛋白质占 $10\%\sim15\%$。蛋白质摄入应优质足量,膳食中要有一定数量的瘦肉、鱼类和蛋类,适当补充豆制品。食物多样,谷类为主,主食粗细搭配,蔬菜、水果不可少,保证充足的矿物质、维生素及适量的膳食纤维。饮食清淡,盐的摄入每日最好不超过 5 g。避免吸烟和大量饮酒。

3. 个人卫生指导 注意保持外阴清洁,勤换内裤,预防生殖道感染。性健康也是围绝经期不可忽视的一部分。

4. 注意劳逸结合 要保持良好的生活习惯,规律生活,睡眠充足,每晚睡眠 7~8 小时。避免重体力活动,注意劳动强度和体位。坚持适度的体育锻炼,每次不少于 30 分钟,每周不少于 4 天。

5. 家庭和社会支持 有了围绝经期综合征,应主动与丈夫、家人和朋友交流,以得到情感等方面支持。自己也要多参加一些有益的社会活动,缓解和调节自身的心理状况。

(三) 正确认识激素替代疗法

1. 激素替代疗法的益处和不良反应

(1) 激素替代的益处。包括:①缓解绝经症状。②改善泌尿生殖器官萎缩。③预防和治疗骨质疏松症。④改善血脂代谢和动脉硬化。⑤维持多种生理功能。

(2) 激素替代的不良反应:

1) 短期副作用:通常无明显的不良反应,有 $5\%\sim10\%$ 的妇女用药后出现阴道出血、乳房胀痛、腹胀、水肿、偏头痛、头晕、体重增加等症状,一般在开始服用时出现,一段时间后自行消失。

2)长期不良反应:长期应用的不良反应与所用性激素的种类、剂量及其比例、使用时间等有关。主要表现在与相关疾病的关系,具体如下。

A. 与性激素有关的肿瘤:主要是子宫内膜癌和乳腺癌,使用激素替代治疗>4~5年,可能有风险,但风险不大。

B. 凝血情况:激素替代中凝血因子和抗凝血物质均可能有变化,可促使血栓事件增加。

C. 胆囊疾病:雌激素可使胆汁中胆固醇饱和度增高,黏多糖蛋白浓度升高,对胆结石的形成有促进作用,提高胆囊结石症发生的风险。

2. 激素替代疗法适应证

(1)绝经相关症状(循证医学 A 级推荐):潮热、盗汗、睡眠障碍、疲倦、情绪障碍(如易激动、烦躁、焦虑、紧张和情绪低落等)。

(2)泌尿生殖道萎缩相关的问题(循证医学 A 级推荐):阴道干涩、疼痛、排尿困难、性交痛、反复发作的阴道炎、反复泌尿系统感染、夜尿、尿频和尿急。

(3)低骨量级骨质疏松症(循证医学 A 级推荐):有骨质疏松症的危险因素(如低骨量)及绝经后期骨质疏松症。

3. 激素替代疗法禁忌证

(1)已知或怀疑妊娠、原因不明的阴道流血。

(2)已知或怀疑患有乳腺癌。

(3)已知或怀疑患有性激素依赖性恶性肿瘤。

(4)最近 6 个月内患有活动性静脉或动脉血栓栓塞性疾病。

(5)严重肝、肾功能障碍、耳硬化症及脑膜瘤等。

4. 激素替代疗法慎用情况 慎用情况并非禁忌证,是可以应用激素补充治疗的。但是在使用之前和应用过程中,应该咨询相关专业的医生,共同确定应用激素替代疗法的时机和方式,同时采取比常规随诊更严密的措施监测病情的进展,如子宫肌瘤、子宫内膜异位症、子宫内膜增生史、尚未控制的糖尿病及严重高血压、有血栓形成倾向、胆囊疾病、癫痫、偏头痛、哮喘、高泌乳素血症、系统性红斑狼疮、乳腺良性疾病及乳腺癌家族史。

第二节　绝经后骨质疏松症

绝经后骨质疏松症是单位体积骨量减少,骨组织纤维结构异常,以骨量和骨组织细微结构退变为特征并导致骨脆性增加,骨密度降低,容易发生骨折的一种多病因疾病。分为原发性骨质疏松症和继发性骨质疏松症。雌激素不足是绝经后骨质疏松症发生的主要原因。骨质疏松是绝经后远期常见的健康问题,常发生于绝经后5~10年。由于骨量丢失加速,骨结构失常,骨脆性增加,易发生骨痛点甚至骨折。一般来讲,药物能阻止骨量进一步的丢失,但不能使已经破坏的骨小梁结构恢复正常,故预防比治疗更重要。

1. 主要临床表现及诊断

(1)骨痛:主要表现为腰背痛,占疼痛患者的67%。初期仅活动时疼痛,后逐渐发展为持续性疼痛,仰卧或坐位时疼痛减轻,直立时后伸或久立、久坐时疼痛加剧,弯腰、咳嗽、大便用力时加重,可合并双下肢放射痛、麻木感。

(2)驼背或身高缩短:这是脊椎发生压缩性骨折的结果,身高与年轻时相比可缩短5~10 cm甚至更多,常常被人们忽略或未引起重视,甚至认为是老年人的正常变化。

(3)骨折:是退行性骨质疏松症最常见和最严重的并发症。以脊椎压缩性骨折和桡骨远端骨折为主。发生时往往无明显暴力,如

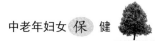

翻身、提重物、剧烈咳嗽等即可发生,也可在轻微暴力下发生。

(4) 局部压痛或叩击痛:特点是不伴随局部红肿及发热。

骨质疏松症的诊断依据是骨密度,双能 X 线吸收法(DXA)被认为是目前诊断及判断疗效的可靠方法。1994 年,WHO 提出的成年女性骨质疏松症诊断标准如下:

(1) 正常:骨矿含量或骨密度较正常年轻成人平均值 1 个标准差以内。

(2) 骨量丢失:骨矿含量或骨密度较正常年轻成人平均值低 1~2.5 个标准差。

(3) 骨质疏松症:骨矿含量或骨密度较正常年轻成人平均值低 2.5 个标准差以上。

(4) 严重骨质疏松症:在骨质疏松症的基础上,并有一个以上的脆性骨折(非暴力性骨折)。

迄今为止,尚未发现安全有效的方法重建已经疏松的骨质,药物治疗只能减慢和终止骨质的丢失,不能使已经发生改变的骨质结构恢复正常。骨质疏松的预防比治疗更重要。

2. 骨质疏松症的预防保健

(1) 注意钙的摄入:钙的摄入量为每天 1 500 mg,膳食中以牛奶和乳制品含钙最丰富。如每袋鲜牛奶(250 ml)可提供钙约 300 mg。各种海产品及黄豆和豆制品、黑木耳等含钙量也较高,绿叶蔬菜等也是膳食中钙的来源。

(2) 适当运动:坚持体育锻炼和体力劳动,因为运动可以影响骨的生长和重建,适当的运动可增加骨密度和强度,减少骨量丢失。

(3) 坚持健康的生活方式:不吸烟,不饮酒,少喝咖啡、浓茶及含碳酸饮料,少吃糖及适量摄入盐,动物蛋白质也不宜摄入过多,尽可能保存体内钙质,丰富钙库,将骨峰值提高到最大值是预防生命后期骨质疏松症的最佳措施。

（4）注意自我防护：加强防摔、防跌，地板不能太滑，走道照明要好，尤其是浴室地面及墙壁要有防滑、防跌倒装置，避免滑倒。

第三节　压力性尿失禁

压力性尿失禁是指腹压突然增加导致的尿液不自主流出，但不是由逼尿肌收缩压或膀胱壁对尿液的张力压缩引起的。其特点是正常状态下无遗尿，而腹压突然增高时尿液自动流出。

在临床诊断上，压力性尿失禁以患者的症状为主要依据，除常规体格检查、妇科检查及相关的神经系统检查外，还需进行相关压力试验、指压试验、棉签试验和尿动力学等辅助检查，以排除急迫性尿失禁、充盈性尿失禁及感染等情况。目前，无单一的压力性尿失禁的诊断性试验。

临床上，常用压力试验是在患者膀胱充盈时，取截石位检查。嘱咐患者咳嗽的同时，观察尿道口，如果每次咳嗽时均伴随着尿液的不自主溢出，则可提示压力性尿失禁。

压力性尿失禁一般分为三级。Ⅰ级尿失禁：仅在如咳嗽、打喷嚏或慢跑等剧烈压力下发生。Ⅱ级尿失禁：在如快速运动或上下楼梯等的中度压力下发生。Ⅲ级尿失禁：在站立这样的轻度压力下也发生，但患者在仰卧位时可控制尿液。

压力性尿失禁的预防保健方法如下。

（1）避免重体力劳动，适当运动增强体质。

（2）注意个人卫生，保持外阴清洁，勤换内裤。

（3）盆底肌锻炼。通过提肛运动进行盆底肌锻炼，有利于减轻盆底肌松弛，改善症状。通过正确的方法收缩肛门括约肌、阴道括约肌及尿道括约肌，加强盆底肌张力，减少尿道膀胱下移程度。具体方法是：患者自己行用力收缩肛门运动，用力收缩盆底肌 3 秒以上后放

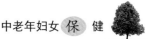

松,每次 10~15 分钟,每日 2~3 次。

一般来说,盆底肌锻炼等非手术治疗适用于轻、中度患者和手术前后的辅助治疗,重度患者可考虑手术治疗。

第四节 萎缩性阴道炎和围绝经期异常子宫出血

围绝经期妇女的常见疾病还有萎缩性阴道炎和异常子宫出血。

一、萎缩性阴道炎

围绝经期妇女由于绝经后卵巢功能衰竭,雌激素水平降低,阴道壁萎缩,黏膜变薄,上皮细胞内糖原减少,阴道内酸碱度(pH)增高,使阴道自净功能减弱,抵抗力下降,容易引起炎症。其主要症状为外阴不适、瘙痒及阴道分泌物增多。阴道分泌物稀薄,呈淡黄色,感染严重者呈脓血性白带。阴道黏膜萎缩,可伴有性交痛。体检见阴道呈萎缩性改变,黏膜充血,有散在小出血点或点状出血斑,有时见浅表溃疡,溃疡面可粘连,严重者可出现狭窄甚至闭锁,炎症分泌物引流不畅形成阴道积脓或宫腔积脓。

萎缩性阴道炎的治疗原则是补充雌激素增加阴道抵抗力,用抗生素抑制细菌。

围绝经期妇女要注意保持外阴清洁,勤换内裤,预防生殖道感染。如果绝经后阴道有分泌物异常应及时就诊,可在医生的指导下补充雌激素治疗。

二、围绝经期异常子宫出血

围绝经期异常子宫出血的常见症状为不规则阴道流血。特点是月经周期紊乱,经期延长或正常,月经量增多或正常或减少。出血期间,一般无腹痛或其他不适。如做妇科检查无异常发现。

这种不规则阴道流血可表现为多种情况:①月经过多:周期规

则,经期延长(>7 天)或经量过多(>80 ml)。②子宫不规则出血过多:周期不规则,经期延长,经量过多。③子宫不规则出血:周期不规则,经期延长而经量正常。④月经过频:月经频发,周期缩短(<21天)。如果有继发贫血,大量出血可导致休克。

围绝经期妇女要认真记录月经卡。正常月经的周期,一般为21～35 天,平均 28 天,经期一般持续 2～8 天,平均 4～6 天,正常月经量为 20～60 ml,超过 80 ml 为月经过多。发现月经失调,应及早进行医学咨询,以免影响某些疾病的早期诊断、早期治疗,也可以及早止血、调经,以免失血过多,影响身体健康。平时注意营养,预防贫血。

临床上,围绝经期异常子宫出血的治疗原则是:绝经过渡期以止血、调整周期、减少经量、防止子宫内膜病变为治疗原则。有贫血时纠正贫血。

总之,中老年妇女有其特殊的生理、心理、病理及社会适应能力,所以在保健方法上也有所不同。同时,家庭成员的理解和关爱也非常重要,有关部门也应重视中老年妇女的保健,以改善和提高中老年妇女的生活水平和质量。

参考文献

[1] 安东尼,L. 科马罗夫. 哈佛家庭医学全书：女性健康手册[M]. 李政等,译. 合肥：安徽科学技术出版社,2017.

[2] 唐靖一,吴绪波. 老年人跌倒风险评估与防治[M]. 上海：上海科学技术出版社,2018.

[3] 丁钢强,马爱国,孙长颢,等. 中国居民膳食指南科学研究报告（2021）[R]. 北京：中国营养学会,2021.

图书在版编目(CIP)数据

中老年妇女保健/丁永明编著. —上海:复旦大学出版社,2023.1
ISBN 978-7-309-15949-3

Ⅰ.①中…　Ⅱ.①丁…　Ⅲ.①妇女保健学　Ⅳ.①R173

中国版本图书馆 CIP 数据核字(2021)第 189536 号

中老年妇女保健
丁永明　编著
责任编辑/江黎涵

复旦大学出版社有限公司出版发行
上海市国权路 579 号　邮编:200433
网址:fupnet@ fudanpress. com　http://www.fudanpress.com
门市零售:86-21-65102580　团体订购:86-21-65104505
出版部电话:86-21-65642845
常熟市华顺印刷有限公司

开本 787×1092　1/16　印张 7　字数 87 千
2023 年 1 月第 1 版
2023 年 1 月第 1 版第 1 次印刷

ISBN 978-7-309-15949-3/R·1908
定价:42.00 元